Raquel Bañón Navarro
Miguel Jose Maldonado
Angel Romo

Revisión bibliográfica de los tumores de la Glándula Lagrimal

Raquel Bañón Navarro
Miguel Jose Maldonado
Angel Romo

Revisión bibliográfica de los tumores de la Glándula Lagrimal

Universidad de Valladolid

PUBLICIA

Imprint

Cover image: www.ingimage.com

Publisher:
PUBLICIA
is a trademark of
International Book Market Service Ltd., member of OmniScriptum Publishing Group
17 Meldrum Street, Beau Bassin 71504, Mauritius

Printed at: see last page
ISBN: 978-3-8416-8105-8

Zugl. / Aprobado por: universidad de Valladolid, TFM

CURRICULUM VITAE DE RAQUEL BAÑÓN NAVARRO

Datos Académicos:

Abril del 2011	Título Oficial de Médica Especialista en Oftalmología.España
Octubre del 2012	Doctorado en Cirugía por la Universidad Autónoma de Barcelona.
Mayo del 2014	European Board Of Opthalmology. Paris. Francia

Situación Actual:

Desde mayo del 2010 hasta actualidad	Adjunto en la sección de oculoplastia del Hospital General de Castellon

Ponencias:

- "Tratamiento de los abscesos orbitarios infantiles" Jornada Científica Santa Lucia 2009: Urgencias Quirúrgicas Oculares. "SOCV 2009" Alicante 2009

Publicaciones Científicas:

- Lanuza García A, Bañón-Navarro R, Llorca Cardeñosa A, Delgado Navarro C. Resultado sin éxito en el tratamiento de un linfangioma orbitario con OK-432. Picibanil. Arch Soc Esp Oftalmol 2012; 87 (1): 17-19
- Llorca-Cardeñosa A, Magraner-Benedicto MJ, Llorca-Cardeñosa MJ, Bañón R, Lleó-Perez A, Pinazo-Duran MD. Retinal nerve fibre layer and brain grey substance as early prognostic factors for disability in multiple sclerosis. Br J Ophthalmol 2012; 96: 1357
- Llorca-Cardeñosa A, Magraner-Benedicto MJ, Llorca-Cardeñosa MJ, Bañón-Navarro R, Lleó-Perez A, Pinazo-Duran MD Multiple Sclerosis eye-brain dynamic correlation. Ophthalmology 2013; 120 (2): 440-441

Libros:

- Moratal B, Lanuza García A, Ramos Martí F, Bañón-Navarro R, Peris Moles M. Case report: Acute bilateral loss of visión in fever of unknown origin and multiorganic failure context. Purtscher´s like retinopathy. Actualización en investigación de retina. Sircova 2010. ISBN 978-84-693-8491-6
- Bañón-Navarro R, Peris Moles, Lanuza García A, M Moratal B, Ramos Martí F. Retinopatía por radiación. Actualización en investigación de retina. Sircova 2010. ISBN 978-84-693-8491-6
- Bañón-Navarro R, García-Arumí J, Sorlí Clemente E, Lanuza García A, Ramos Martí F, Martin-Arenós JM. Comparación del espesor macular entre niños diabéticos sin retinopatía diabética y niños sanos. Actualización en investigación de retina. Sircova 2010. ISBN 978-84-693-8491-6
- Casos Clínicos V certamen premios 2011. Benítez Castillo Sanchez JM, Merayo Loves J, Durán de la Colina JA. Editorial Glosa. 2011. Queratitis ulcerátiva periférica como potencial indicador de vasculitis sistémica. Llorca Cardeñosa A, Verdejo Gómez L, Moratal Peiro B, Redón Soriano ML, Delgado Navarro C, Bañón Navarro R, Ramos Martí FJ, Arias López MC. 82-86 ISBN 978-84-7429-532-7
- Dualde C. Manual práctico de oftalmología pediátrica y estrabismo. Colección manuales Prácticos FOM. Editorial FOM 2013: Nistagmus en la edad pediátrica. C. Arias López, ML Redón Soriano, R. Bañón Navarro, A. Llorca Cardeñosa. 197-204. ISBN: 978-938476-5-4
- Bañón R. Comparación del espesor macular entre niños diabéticos sin retinopatía diabética y niños sanos. Editorial Universidad Autónoma de Barcelona 2014. ISBN 978-84-490-3301-8

Méritos durante el curso 2014-2015 :

- Curso multimedia on-line y Taller práctico de formación médico continuada: Técnicas de cirugía ocular. 2 edición. Madrid. Noviembre 2014
- 31412301A Inglés para el nivel B2, según el Marco Europeo Común de Referencia para las Lenguas. Curso de preparación. dentro del Plan de Formación Continua, celebrado en Campus virtual de la EVES,Curso del EVES. 75 horas. Diciembre 2014
- Ponencia: "Reconstrucción del canto interno utilizando el colgajo glabelar" Congreso de la Sociedad Oftalmológica de la Comunidad Valenciana. "SOCV2015" Valencia 2015

El trabajo de Fin de Máster de Subespecialidades Oftalmológicas: Oculoplastia, es un trabajo de Revisión Bibliográfica.

Uno de los condicionantes de la elección de realizar una revisión bibliográfica sobre la patología tumoral de la glándula lagrimal fue la inexistencia de una dotación económica para la realización de un proyecto de investigación en el ámbito de la Oculoplastia. Este circunstancia se encuentra en el contexto de la situación económica actual del país y la limitación que obtienen los proyectos científicos para su financiación.

Ante esta situación, se optó por realizar como trabajo de fin de máster una revisión bibliográfica. Esta revisión bibliográfica al ser el objeto del trabajo de fin de máster, no se adapta a las características propias de un trabajo de fin de máster, circunstancia, que condiciono un cambio en la estructura y un aumento en el número de publicaciones científicas a considerar en la realización de la revisión bibliográfica.

RESUMEN

TRABAJO FIN DE MÁSTER: REVISIÓN BIBLIOGRÁFICA DE LOS TUMORES DE LA GLÁNDULA LAGRIMAL

PRÓPOSITO

Analizar la patología tumoral de la Glándula Lagrimal en su extensión clínica, diagnóstica, terapéutica y vital.

MATERIAL Y MÉTODOS

La literatura científica en esta revisión bibliográfica procede de las bases de información médica LILACS, SCIENCEDIRECT, MEDLINE Y COCHRANE. Los Medical Subject Headings fueron "lacrimal gland" y "tumor lacrimal gland".

Los artículos científicos seleccionados fueron valorados por el cuestionario CASPe y la declaración de STROBE para valorar su calidad, variabilidad y validez.

RESULTADOS

Se seleccionaron 53 artículos que tratasen la patología tumoral epitelial de la glándula lagrimal. De los cuales 24 publicaciones eran casos clínicos y 29 eran revisiones bibliográficas. Los artículos de mayor puntuación con el cuestionario CASPe y la declaración de STROBE tienen una mayor fiabilidad y validez. Y los artículos de las revistas que tienen un mayor Factor de Impacto tienen una puntuación mayor que los artículos publicados en revistas con un menor Factor de Impacto.

En el ADENOMA PLEOMÓRFICO no se ha de realizar biopsia previa a la cirugía por el elevado riesgo de malignización de la lesión con el paso del tiempo. El tratamiento que aumenta la supervivencia en el CARCINOMA ADENOIDE QUÍSTICO es la combinación de la cirugía, quimioterapia intra-arterial y radioterapia. El pronóstico y tratamiento de las lesiones de la región temporal superior de la órbita estarán determinados por las características clínicas, radiológicas e histológicas de la lesión.

CONCLUSIÓN

La incidencia y prevalencia de los tumores de la glándula lagrimal condicionan el tipo y número de publicaciones científicas. La literatura científica respecto a los tumores de la glándula lagrimal aporta información útil y relevante en la clínica, diagnóstico y tratamiento. Por tanto, se precisan publicaciones con estudios aleatorizados y de calidad como metaanálisis, ensayos clínicos o protocolos de los tumores de la glándula lagrimal para aumentar el nivel de evidencia científica en la bibliografía médica.

MASTER´S RESUME: REVIEW OF THE LACRIMAL GLAND TUMOR

PURPOSE

To analyze tumor pathology of the Lacrimal Gland in its clinical, diagnostic, therapeutic and life extension.

MATERIAL AND METHODS

Scientific literature in this review is based on medical information bases such as LILACS, SCIENCEDIRECT, MEDLINE and COCHRANE. Medical Subject Headings were "lacrimal gland" and "lacrimal gland tumor".

Selected scientific papers have been evaluated by CASPe Questionnaire and STROBE Statement in order to assess its quality, variability and validity.

RESULTS

53 articles about epithelial tumor pathology of the lacrimal gland were selected: 24 publications were cases reports and 29 were literature reviews. Those articles with the highest score based on CASPe questionnaire and STROBE statement have the greatest reliability and validity. Journal articles with the greatest impact factor have higher puntuation than those articles published in journals with lower impact factor.

In pleomorphic adenoma, biopsy does not have to be made before surgery due to the high risk of malignant lesion in the future. The treatment that increases survival rate in adenoid cystic carcinoma is a combination of surgery, intra-arterial chemotherapy and radiotherapy. Prognosis and treatment of lesions of the superior temporal region of the orbit will be determined by the clinical, radiological and histological characteristics of the injury.

CONCLUSION

The incidence and prevalence of lacrimal gland tumors determine the type and number of scientific publications. Scientific literature regarding lacrimal gland tumors provides relevant and useful information in clinical, diagnosis and treatment. So that, publications with quality randomized trials (such as meta-analysis, clinical trials or protocols tumors of the lacrimal gland) are needed in order to increase the level of scientific evidence in the medical literature.

ÍNDICE DE ABREVIATURAS

MM: Milímetros

OMS: Organización Mundial de la Salud

TNM: Tumor, Nódulo, Metástasis

TAC: Tomografía Axial Computerizada

RMN: Resonancia Magnética Nuclear

BIREME: Biblioteca Regional de Medicina

NLM: Librería Nacional de Medicina de Estados Unidos

DECS: Descriptores en Ciencias de la Salud

MESH: Medical Subject Headings

CM: Centímetros

ÍNDICE

I: INTRODUCCIÓN

1. INTRODUCCIÓN

1.1 SISTEMA LAGRIMAL

El Sistema Lagrimal está constituido en dos partes según su función:

- *Secretora* realizada por la Glándula Lagrimal Principal y las Accesorias.
- *Excretora* desarrollada por el Sistema de Drenaje Lagrimal[1].

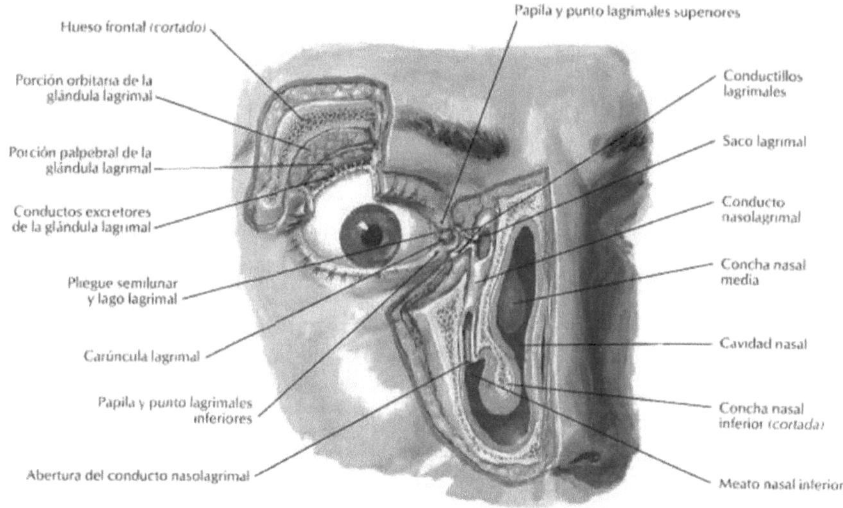

Figura 1: Esquema anatómico del Sistema Lagrimal[2]

La Glándula Lagrimal Principal está formada por la porción Orbitaria y Palpebral, separadas entre sí por el ligamento de Whitnall, localizándose en la región de la fosa lagrimal. Las Glándulas lagrimales Accesorias de Krause y Wolfring están situadas en el fondo de saco superior y en el margen superior del tarso[3].

La Vía de Drenaje está constituida por los puntos lagrimales, los canalículos lagrimales, el saco lagrimal y el conducto nasolagrimal que desemboca en el meato inferior de la fosa nasal[4].

1.2 EMBRIOGÉNESIS

La embriogénesis de la Glándula Lagrimal tiene lugar a partir de los 45 días de gestación, aparecen múltiples yemas ectodérmicas sólidas, que se rodean de una condensación mesenquimatosa en la conjuntiva del fondo de saco superoexterno anterior orbitario, su unión dará lugar a la glándula lagrimal. Las primeras yemas aparecen alrededor de los 45 días de gestación formando el lóbulo orbitario y las segundas yemas se presentan aproximadamente a los 60 días de vida intrauterina dando lugar al lóbulo palpebral. Las yemas se ramifican y canalizan formando los conductos y alvéolos de la glándula lagrimal. El funcionamiento de la glándula lagrimal se inicia en la 6 semana de vida extrauterina y se desarrolla completamente a los 4 años de edad[3,5-6].

1.3 ANATOMIA GLÁNDULA LAGRIMAL

La Glándula Lagrimal Principal está dividida en dos lóbulos mediante un plano fibrotendinoso constituido por el haz orbitario lateral del músculo elevador del párpado superior, la expansión lateral del músculo recto superior y la aleta ligamentosa lateral de la vaina del globo ocular.

El lóbulo Orbitario está situado en la parte anterior, superior y lateral de la órbita, concretamente en la fosa lagrimal. El lóbulo tiene una morfología oval y aplanada, con unas dimensiones aproximadas de 20x10x5 milímetros (mm).

El lóbulo Palpebral está localizado en el párpado superior, en el fondo de saco conjuntival. Tiene una forma lobular y aplanada[7].

La irrigación de la Glándula Lagrimal la realiza la arteria Lagrimal y el drenaje venoso es efectuado por la vena Lagrimal que desemboca a la vena Oftálmica Superior. El sistema linfático drena a los nódulos linfáticos parotídeos.

Y la inervación procede del nervio Lagrimal, que es una rama del nervio Oftálmico. La inervación simpática y parasimpática se encarga de la secreción lagrimal[4].

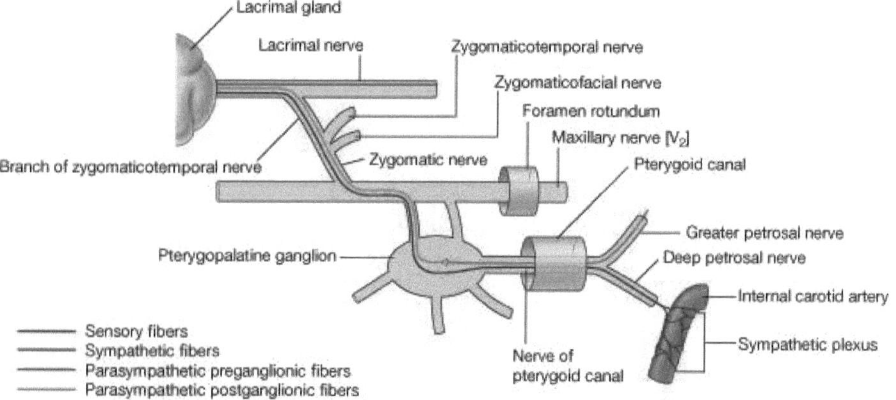

Figura 2: Inervación Simpática y Parasimpática de la Glándula Lagrimal[8].

La Glándula Lagrimal es la encargada de proporcionar a la lágrima el componente acuoso. Las células Caliciformes suministran el factor mucoide. Y las glándulas de Meibomio el elemento lipomatoso. Con esta composición, la lágrima puede desarrollar una función óptica, nutricia, antibacteriana y mecánica (lavado de la superficie ocular y lubricación) en el globo ocular[3].

1.4 INCIDENCIA Y PREVALENCIA

La patología orbitaria que tiene como etiología la glándula lagrimal supone del 5 al 18% de todas las lesiones orbitarias[9-11].

Las lesiones orbitarias que ocupan espacio en la fosa lagrimal se pueden clasificar en:

CATEGORIA	INTRÍNSECA	EXTRÍNSECA
NEOPLÁSICA	Tumor epitelial/linfoma	Mieloma
INFLAMATORIA	Sarcoidosis	Granulomatosis
ESTRUCTURAL	Dacriocistocele	Quiste Epidermoide

Figura 3: Esquema de las lesiones ocupantes de espacio en la fosa lagrimal[12].

Los tumores de la glándula lagrimal son raros y poco frecuentes, su frecuencia se estima en 1 cada 1.000.000 habitantes año[13-15].

1.5 CLASIFICIACIÓN

Los tumores de la glándula lagrimal de estirpe epitelial tienen una incidencia del 30% y se distribuyen de la siguiente manera[16]:

TUMOR	BENIGNO	MALIGNO	FRECUENCIA
ADENOMA PLEOMÓRFICO	X		50%
MYOEPITHELIOMA	X		1%
CARCINOMA ADENOIDE QUÍSTICO		X	30%
CARCINOMA EX ADENOMA PLEOMÓRFICO		X	10%
ADENOCARCINOMA		X	3%
MUCOEPIDERMOIDE		X	1%
OTROS		X	5%

Figura 4: Incidencia de los tumores epiteliales de la glándula lagrimal[9,14,17-22].

La Organización Mundial de la Salud (OMS) clasifica los tumores epiteliales de la glándula lagrimal en:

TUMOR EPITELIAL	BENIGNO	MALIGNO	
		BAJO GRADO	ALTO GRADO
	Adenoma Pleomórfico	Carcinoma ex adenoma pleomórfico	Carcinoma ex adenoma pleomórfico
	Mioepitelioma	Mucoepidermoide	Adenoide quístico carcinoma
	Oncocitoma	Epitelial-Mioepitelial carcinoma	Adenocarcinoma
	Cistadenoma	Carcinoma de células acinas	Mucoepidermoide
		Carcinoma de células	Ductal adenocarcinoma
		Adenocarcinoma mucoso	Carcinoma de células escamosas
			Adenocarcinoma sebáceo
			Carcinoma Mioepitelial
			Carcinoma Linfoepitelial

Figura 5: Clasificación de los tumores de la glándula lagrimal según la OMS[23].

Los tumores epiteliales según la clasificación de Tumor, Nódulo, Metástasis (TNM) es:

CLASIFICACIÓN TNM	TUMOR	NÓDULO	METÁSTASIS
0	Ausente	Ausente	Ausente
1	X < 20 mm	Presente	Presente
2	20 < X < 40 mm		
3	X > 40 mm		
4	A: Invade periostio		
	B: Invade hueso		
	C: Invade tejido adyacente		

Figura 6: Clasificación de los tumores epiteliales de la glándula lagrimal por el estadiaje TNM[24-25].

1.6 CLÍNICA

La clínica de la patología del tumor la glándula lagrimal se caracteriza por:

- Masa en la localización superotemporal superior
- Edema de la región de la glándula lagrimal
- Ptosis
- Asimetría facial
- Exoftalmos
- Diplopia
- Alteración de la motilidad ocular
- Disminución de la agudeza visual
- Dolor facial

Si la lesión es maligna puede producir invasión neural, erosión ósea, infiltración de tejidos adyacentes y metástasis a distancia a órganos diana como pulmón, hígado, riñón, hueso y cerebro[10-11,14,17,26-29].

1.7 DIAGNÓSTICO

El diagnóstico de la lesión es clínico y a través de la imagen e histológico. La clínica indicará que la lesión sugiere criterios de benignidad si el crecimiento es lento y no presenta dolor facial, en cambio, si hay una rápida evolución de la clínica y dolor facial la lesión sugiere criterios de malignidad.

1.7.1.1 DIAGNÓSTICO RADIOLÓGICO

Las pruebas de imagen que se utilizan son la Tomografía Axial Computerizada (TAC) y la Resonancia Magnética Nuclear (RMN). El TAC permite diferenciar la lesiones inflamatorias y las proliferaciones linfocitarias de las neoplasias de la glándula lagrimal, que se manifiestan como masas globulares aisladas que desplazan e indentan el globo ocular no adaptándose al contorno de éste. Y el hueso de la fosa lagrimal se remodela ante una lesión epitelial benigna o se erosiona si es maligna[10,14,26,29-30].

La RMN permite examinar si existe invasión intracraneal, afectación de los tejidos que rodean la glándula lagrimal e invasión perineural[3,14,31].

1.7.1.2 DIAGNÓSTICO HISTOLÓGICO

El análisis histológico de la lesión nos indicará el tipo de lesión, probabilidad de recurrencia y pronóstico vital[11,14,18,20,27,30,32-36].

1.7.2 LOGARITMO DIAGNÓSTICO

El siguiente algoritmo valora las características clínicas y radiológicas de las lesiones de la glándula lagrimal, e indica la actitud diagnóstica que debe realizarse:

	SCORE	SCORE
CARACTERÍSTICAS CLÍNICAS	-1	1
Evolución	X > 10 meses	X < 10 meses
Dolor	Presente	Ausente
Pérdida Sensibilidad	Presente	Ausente
CARACTERÍSTICAS RADIOLÓGICAS		
Masa bien definida radiológicamente	Ausente	Presente
Masa moldea globo ocular	Presente	Ausente
Masa con calcificaciones	Presente	Ausente
Invasión ósea	Presente	Ausente

Duración de los síntomas en relación con el tamaño del tumor	Tumor grande corto tiempo evolución	Tumor pequeño mucho tiempo evolución

Figura 7: Algoritmo de actuación diagnóstica ante una masa en la fosa lagrimal. -8 < X < 2 biopsia y 3< X <8 escisión simple sin biopsia[7].

1.7.3 DIAGNÓSTICO DIFERENCIAL

El diagnostico diferencial de la patología tumoral de la glándula lagrimal se ha de realizar con[12,26]:

- Infección de la glándula lagrimal: Bacteriana, Vírica, Fúngica
- Linfoma: Hiperplasia Linfoide Maligna, Linfoma Hodking
- Lesión inflamatoria de la glándula lagrimal: Sarcoidosis, Síndrome Sjogren
- Metástasis: Mama
- Quiste Dermoide
- Lesiones Vasculares: Hemangiopericitoma, Hemangioma Cavernoso

1.8 TRATAMIENTO

El tratamiento de elección del tumor de la glándula lagrimal es la cirugía. La cirugía a realizar es una exéresis simple, una orbitotomía o una exanteración, dependiendo del tumor epitelial de la glándula lagrimal. Según la estirpe histológica del tumor puede realizarse un tratamiento coadyuvante con quimioterapia o radioterapia[3,12,14,17,32-34,36-39].

1.9 TIPOS DE TUMORES EPITELIALES DE LA GLÁNDULA LAGRIMAL

A continuación se van a describir los tumores epiteliales de la glándula lagrimal más frecuentes:

1.9.1 ADENOMA PLEOMÓRFICO

Es el tumor benigno epitelial más frecuente de la glándula lagrimal. Su frecuencia es del 50%. Se manifiesta entre la tercera y cuarta década de la vida y la incidencia es similar en ambos sexos[14,32].

Clínicamente se manifiesta con proptosis y desplazamiento del globo ocular con una evolución superior a 12 meses, aunque también puede presentarse con ptosis, alteración en la motilidad ocular y disconfort orbitario. A la palpación se observa una masa lobulada y móvil en el cuadrante superior temporal y no presenta signos inflamatorios[10-11,20,26].

El diagnóstico radiológico es mediante el TAC y la RMN. En el TAC se observa una masa bien delimitada y estructurada rodeada de una pseudocápsula. Y en la RMN se distingue una masa heterogénea pseudocapsulada bien delimitada de las estructuras adyacentes[14,22,28,40-41].

El diagnóstico histológico es mediante la escisión simple de la glándula lagrimal, no se realizan biopsias debido al elevado riesgo de recidiva del 3% a los 5 años y de malignización con un 32% a los 5 años. Histológicamente se observan zonas de fibrosis reactiva con estructuras quísticas ocasionales y sustancia mucinosa con múltiples elementos epiteliales y mesenquimales. E inmunohistológicamente es positivo a la citoqueratina[17-18,20,22,35].

El tratamiento es la escisión simple con márgenes de seguridad para evitar la recidiva y malignización[3,13,32,42-43].

1.9.2 MIOEPITELIOMA

El mioepitelioma es un tumor benigno con características similares al adenoma pleomórfico.

Clínicamente se manifiesta como una masa en región de la fosa lagrimal que puede ocasionar proptosis, ptosis y alteración de la motilidad ocular.

El diagnóstico radiológico se realiza mediante TAC, la lesión se manifiesta como una masa bien delimitada en la región supero temporal de la órbita.

Histológicamente se observa una proliferación de células mioepiteliales con elementos ductales.

El tratamiento es cirugía con escisión simple y márgenes de seguridad[9-10,33,35,44].

1.9.3 CARCINOMA ADENOIDE QUÍSTICO

El Carcinoma Adenoide Quístico representa el 1,6% de todos los tumores orbitarios. Es el tumor epitelial maligno más frecuente de la glándula lagrimal con una incidencia del 30%. Se manifiesta entre la cuarta y sexta década de la vida[17,45].

Clínicamente se manifiesta como una masa en el cuadrante temporal superior de rápido crecimiento, produciendo proptosis, desplazamiento del globo ocular, ptosis alteración de la agudeza visual y dolor facial por la invasión perineural de las estructuras nerviosas adyacentes[31,46-48].

El diagnóstico radiológico es mediante el TAC y la RMN. En el TAC se observa una masa alargada de bordes irregulares que se extiende lateralmente hacia la pared de la órbita invadiéndola y erosionándola. En el interior de la masa se pueden observar zonas calcificadas, este signo es un criterio de malignidad de la lesión. Y con la RMN se valoran los tejidos adyacentes para analizar si existe diseminación de la lesión a estructuras adyacentes e intracraneales[10,14].

En el diagnóstico histológico macroscópico la lesión es una masa firme, nodular, de color blanco-grisáceo. Y microscópicamente este tumor está compuesto por nidos y columnas dispuestos concéntricamente, con espacios pseudoglandulares rellenos de un material PAS +. El Carcinoma Adenoide Quístico histológicamente se caracteriza por ser positivo para Ki67 +, p53 + y MYB-NFIB +, que son marcadores de mal pronóstico[23,34,49-50].

Una característica histológica patognomónica de este tumor son los pseudoquistes y las luces glandulares. El Carcinoma Adenoide Quístico presenta tres patrones histológicos: el cribiforme, el sólido y el tubular.

El patrón sólido se asocia con una elevada incidencia de metástasis pulmonares y por tanto, una supervivencia reducida. Mientras que el patrón cribiforme se asocia a una mayor supervivencia a los 5 años.

Los factores que determinan una supervivencia limitada en el Carcinoma Adenoide Quístico son[29,51-53]:

- Tamaño de la lesión al diagnóstico mayor de 4 cm
- Invasión neuronal

- Patrón histológico sólido

El tratamiento es cirugía radical (exanteración) con extirpación del nervio cigomáticotemporal debido a la invasión perineural de esta lesión, seguido de radioterapia postoperatoria. Actualmente está en estudio la quimioterapia intraarterial en este tipo de lesiones junto a la cirugía y radioterapia, pero aún no hay resultados a largo plazo que demuestren un aumento de la supervivencia[9,33,35,39,44-45,54-56].

1.9.4 CARCINOMA EX ADENOMA PLEOMÓRFICO

El Carcinoma ex Adenoma Pleomórfico representa el 10% de los tumores malignos epiteliales de la glándula lagrimal. Es una malignización del tumor epitelial benigno adenoma pleomórfico. Y tiene una mayor prevalencia en el género masculino.

Clínicamente esta lesión se presenta en tres modalidades[30,57-58]:

- Recurrencia de un adenoma pleomórfico que se ha malignizado
- Malignización de una lesión benigna
- Origen de novo

Esta lesión clínicamente se manifiesta con una masa en la región de la fosa lagrimal de rápida evolución que provoca ptosis, dolor facial y erosión ósea. Es una lesión que por su componente maligno puede metastizar a hueso y pulmón.

El diagnóstico radiológico se realiza mediante el TAC y la RMN. En el TAC se observa una masa en la fosa lagrimal que erosiona el hueso, produciendo de esta forma una ampliación de esta cavidad. La RMN valora la invasión de los tejidos adyacentes, la invasión intracraneal y la diseminación perineural.

En el diagnóstico histólogico se observan células típicas del tumor adenoma pleomórfico pero también se encuentran células con atípia, elevada mitosis, necrosis, abundante sustancia mucoide PAS+ e invasión de tejido adyacente, estas características sugieren un componente maligno de la lesión[42,58].

El tratamiento es cirugía radical (orbitectomía radical y linfadenectomía) más radioterapia[9-10,14,35,44,54,59-60].

1.9.5 ADENOCARCINOMA

El Adenocarcinoma es un tumor epitelial maligno de la glándula lagrimal, siendo más frecuente en varones. Está asociado a una baja tasa de supervivencia a los 5 años y tiende a la diseminación por continuidad.

Clínicamente se manifiesta como una masa en la región de la fosa lagrimal de rápido crecimiento, que produce proptosis, ptosis, alteración de la agudeza visual y dolor facial.

Histológicamente se caracteriza por una disposición en hojas y cuerdas de las células que contienen un gran contenido mucoide.

El tratamiento es cirugía radical (orbitectomía y linfadenectomía) más radioterapia[9-10,14,35,54,59].

1.9.6 MUCOEPIDERMOIDE

El mucoepidermoide es un tumor epitelial maligno de la glándula lagrimal, que presenta una frecuencia del 1% en los tumores malignos epiteliales lagrimales. Hay una mayor prevalencia en el sexo masculino.

Clínicamente se manifiesta como una masa en el cuadrante temporal superior de lento crecimiento, que causa proptosis, diplopia y dolor.

En el examen histológico se observan células secretoras de moco (estas células determinaran el grado tumoral y por tanto el pronóstico vital) siendo su clasificación[60]:

- Grado I: células grandes bien diferenciadas y escaso componente mitótico
- Grado II: células grandes y pequeñas con un componente mixto mitótico
- Grado III: células pequeñas hipercromáticas y un gran componente mitótico

El tratamiento es cirugía (exanteración y linfadenectomía sí el tumor es estadiado con un grado II y exéresis simple sí tiene un grado I). Y la radioterapia se administrará según el grado histológico de la lesión, en el grado I no se administraría pero sí en el grado III[9-10,14,35,54,600].

II:JUSTIFICACIÓN

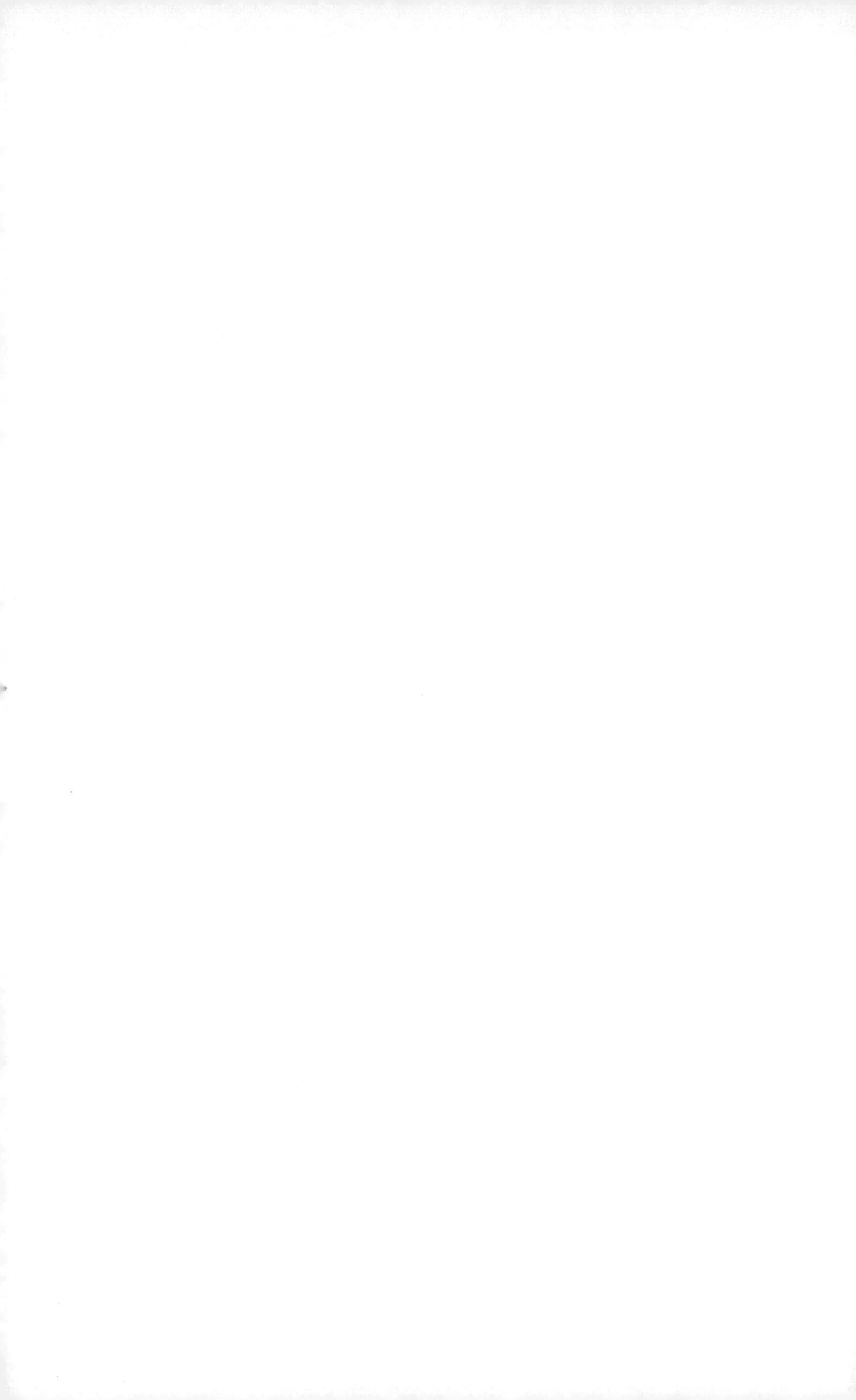

2.JUSTIFICACIÓN

La patología orbitaria que tiene como etiología la glándula lagrimal supone del 5 al 18% de las lesiones orbitarias[9]. La patología de la glándula lagrimal ocupante de espacio se clasifica en cuatro categorías: lesiones inflamatorias, linfomas, metástasis y tumores epiteliales primarios[10,13,22,32].

Los tumores de la glándula lagrimal son raros y poco frecuentes, su frecuencia se estima en 1 cada 1.000.000 habitantes por año[14-15] que representan del 22 al 28% de los tumores de la glándula lagrimal[16].

Se clasifican en benignos y malignos, siendo el más frecuente de todos ellos con un 50% el adenoma pleomórfico, que es un tumor benigno. Entre los tumores epiteliales malignos el más frecuente es el carcinoma adenoide quístico con un 20-30% según las series. Seguido del carcinoma ex adenoma pleomórfico con un 10%. Y un 10 % estaría formado por tumores poco frecuentes que han sido poco descritos en la literatura[14,18-19].

La patología tumoral de la Glándula Lagrimal es una entidad rara y poco frecuente dentro de las lesiones orbitarias. Esta circunstancia limita el conocimiento de la evolución natural de las lesiones y por tanto, el tratamiento óptimo de ellas para prolongar la supervivencia.

Al no ser una patología habitual no existen ensayos clínicos ni tratamientos establecidos para cada uno de los tipos de tumores. Al revisar la literatura científica se puede observar la escasez de trabajos publicados en cada uno de los diferentes tipos de tumores, llamando la atención la escasez de artículos de metaanálisis, ensayos clínicos, protocolos de diagnóstico y tratamiento. Los artículos que predominan sobre la patología tumoral son casos clínicos, que describen la clínica de la lesión, su evolución y tratamiento, no pudiendo ser considerados estos artículos como guías clínicas.

La patología tumoral de la Glándula Lagrimal es una entidad con una baja prevalencia e incidencia, de ahí que sea una patología poco estudiada y estandarizada.

Esta circunstancia justificaría la necesidad de investigaciones posteriores con un nivel de evidencia cienífica, para que se pudiesen protocolizar las actuaciones médicas para mejorar el pronóstico vital y la morbilidad asociada en este tipo de lesiones.

III: OBJETIVO

3.OBJETIVO PRINCIPAL

- Analizar la patología tumoral de la Glándula Lagrimal en su extensión clínica, diagnóstica, terapéutica y vital.

IV:HIPÓTESIS

4.HIPÓTESIS PRINCIPAL

- La bibliografía referente a la patología tumoral de la glándula lagrimal aporta información clínica, diagnóstica y terapéutica aplicable a la práctica médica, pero con un bajo nivel de evidencia científica.

V:MATERIAL Y MÉTODOS

5.1 MATERIAL

El presente trabajo es un estudio retrospectivo y descriptivo de los tumores de la glándula lagrimal. La búsqueda bibliográfica se realizó entre Diciembre del 2014 y Marzo del 2015.

5.1.2 BASES DE INFORMACIÓN MÉDICA

Las bases de información médicas consultadas fueron:

- **LILACS**: Es una de las bases de datos más importantes de la Biblioteca Regional de Medicina (BIREME) y engloba la literatura científica y técnica en Ciencias de la Salud de América Latina y del Caribe.
- **SCIENCEDIRECT:** Es una base de información médica, con artículos a texto completo de revistas y capítulos de libros de medicina.
- **MEDLINE**: Es una base de datos de referencias bibliográficas y es de las más importantes de la Librería Nacional de Medicina de Estados Unidos (NLM). Es la fuente de información médica más conocida y utilizada en el mundo. Contempla temas de investigación, observación clínica, análisis y discusión de Salud Publica, revisiones críticas, recopilaciones estadísticas, evaluación de prácticas o procedimientos en salud y reporte de casos.
- **COCHRANE**: Es una base de datos de información basada en la evidencia. Elabora revisiones sistemáticas a partir de ensayos clínicos controlados y estudios. Se encarga de preparar, mantener y diseminar las revisiones sistemáticas y actualizadas.

En LILACS se utilizó como Descriptores en Ciencias de la Salud (DECS) los términos “glándula lagrimal” y “tumor glándula lagrimal”.

En SCIENCEDIRECT y MEDLINE se utilizó como Medical Subject Headings (MESH) los términos "lacrimal gland" y "tumor lacrimal gland".

En COCHRANE se aplico como MESH los términos "glándula lagrimal" y "tumor glándula lagrimal".

Los términos "lacrimal gland" y "tumor lacrimal gland", fueron los vocablos utilizados en la realización de la búsqueda bibliográfica en las bases médicas, estas palabras son conocidas por formar parte de un lenguaje científico internacional recopilado en un listado de tesauro, que es un instrumento de control terminológico con un vocabulario controlado y dinámico de términos aplicados a un campo científico específico[61].

5.1.3.CRITERIOS

5.1.3.1 CRITERIOS DE INCLUSIÓN:

Los criterios de inclusión que se tuvieron en cuenta en la selección de los artículos al realizar esta revisión bibliográfica fueron:

- La literatura científica recopilada en esta revisión ha sido escrita en inglés, castellano o portugués.
- Los artículos científicos incluidos en esta revisión están recopilados en una base de información médica: LILACS, MEDLINE, SCIENCEDIRECT y COCHRANE.
- Los artículos han sido localizados en las bases de información de ciencias de la salud utilizando los términos médicos: glándula lagrimal, tumor de la glándula lagrimal, lacrimal gland y tumor lacrimal gland.
- La literatura científica que se ha considerado en esta revisión es la que se ha publicado en el 2010, 2011, 2012, 2013 y 2014.

5.1.3.2 CRITERIOS DE EXCLUSIÓN:

Los criterios de exclusión que se tuvieron en cuenta en la selección de los artículos al realizar esta revisión bibliográfica fueron:

- La literatura científica publicada en alemán, francés, ruso, chino y árabe no se ha considerado en esta revisión bibliográfica.
- Los artículos científicos incluidos en bases de información no médicas han sido desestimados en este trabajo.
- Los artículos médicos que no tratasen lesiones de la glándula lagrimal no fueron incluidos.
- La literatura científica que hacía referencia a patología de la glándula lagrimal no tumoral como enfermedades infecciosas o inflamatorias en humanos.
- Los artículos científicos sobre patología tumoral de la glándula lagrimal de estirpe no epitelial en humanos.
- La literatura científica publicada previamente al 2010.

5.2 MÉTODOS

5.2.1 BÚSQUEDA BIBLIOGRÁFICA

La información científica recopilada para la realización de esta revisión bibliográfica se realizó mediante una búsqueda en internet en las bases de información médica utilizando un lenguaje médico adecuado (tesauro) mediante los buscadores médicos.

Las fuentes de información consultadas son fuentes de información primaria dentro de las bases de información médica, como son LILACS, SCIENCEDIRECT y MEDLINE. También se consulto una base médica de información secundaria de gran relevancia en Europea como es el COCHRANE.

La literatura científica seleccionada fue evaluada mediante el cuestionario CASPe[62] (artículos de revisión) y la declaración de STROBE[63] (artículos de casos clínicos). Se analizó la calidad, variabilidad, fiabilidad y validez de la información médica publicada.

5.2.2 CONFLICTO BIOÉTICO

Esta revisión bibliográfica se adhiere a los principios de la Declaración de Helsinki y ha seguido sus directrices[64].

5.2.3 ESTUDIO ESTADÍSTICO

Los artículos científicos fueron recopilados, organizados y clasificados mediante un gestor bibliográfico: Mendeley®.

El programa informático utilizado para el estudio analítico fue el SPSS® versión 17.0 para Windows (Statistical Package for Social Sciences, Chicago:

SPSS Inc., 2008).

Se realizó la estadística descriptiva de los artículos científicos que componen la muestra de este estudio, con la descripción de variables cualitativas mediante la distribución de frecuencias y de variables cuantitativas con medidas estadísticas de tendencia central y de dispersión.

VI:RESULTADOS

6.RESULTADOS

6.1 ESTUDIO DESCRIPTIVO

La literatura científica recopilada de las bases de información médica (LILACS, SCIENCEDIRECT, MEDLINE y COCHRANE) que cumplían los criterios de inclusión de esta revisión bibliográfica fueron recogidos en el Anexo 1 y han sido:

ARTÍCULOS	LILACS	SCIENCEDIRECT	MEDLINE	COCHRANE	TOTAL
CASOS CLÍNICOS	3	4	17	0	24
REVISIÓN	1	10	18	0	29
TOTAL	4	14	35	0	53

Figura 8: Distribución de la literatura científica según la bases de información médica

La distribución de los artículos científicos incluidos en esta revisión según las bases de información médica han sido:

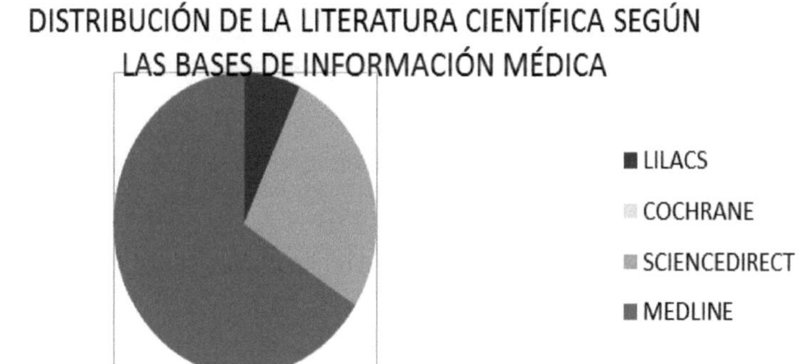

Figura 9: Distribución de la literatura científica según las bases de información médica

La distribución de la literatura científica incluida en esta revisión según el tipo de artículos científicos ha sido:

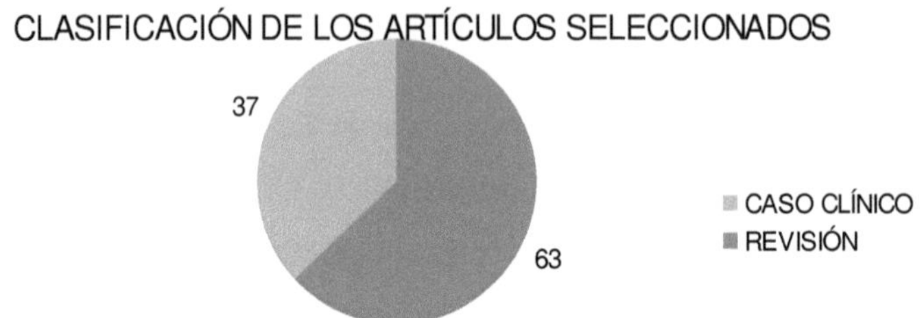

Figura 10: Clasificación de los artículos seleccionados

6.2 ESTUDIO ANALÍTICO

6.2.1 ESTUDIO ANALÍTICO DE LAS BASES DE INFORMACIÓN

A continuación se va a estudiar cada una de las búsquedas bibliográficas que se realizaron en cada una de las bases de información médica previamente mencionadas y los resultados obtenidos en ellas.

6.2.1.1 LILACS

Al realizar la búsqueda bibliográfica en la base de información médica de LILACS con el DECS de "glándula lagrimal" se obtuvieron 126 artículos. Al realizarla con el DECS de "tumor glándula lagrimal" fueron 17. Y que cumpliesen los criterios de inclusión y exclusión de este trabajo fueron 4. Se obtuvieron 3 casos clínicos y una revisión de una serie de casos clínicos.

A los artículos consultados se les aplico el programa de lectura crítica CASPe si eran revisiones bibliográficas (sistema de valoración de 0 a 10) y la declaración de la iniciativa STROBE si eran casos clínicos (sistema de calificación de 0 a 22). Estos artículos están recogidos en el Anexo 2.

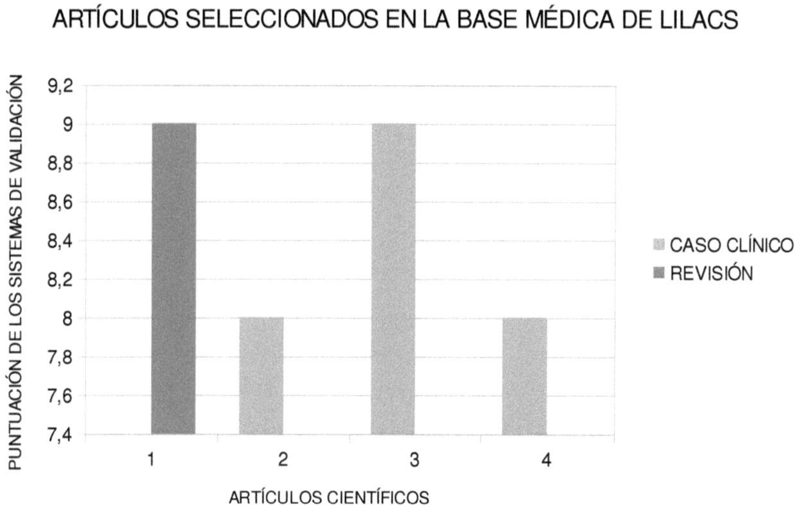

Figura 11: Clasificación de los artículos seleccionados en la base médica de LILACS

6.2.1.2 SCIENCEDIRECT

Al elaborar la búsqueda bibliográfica en la base de información médica de SCIENCEDIRECT con el DECS de "lacrimal gland" se hallaron 15426 artículos científicos. Al aplicar el DECS de "tumor lacrimal gland" se obtuvieron 8901 artículos.

A los 8901 artículos se les aplico los criterios de inclusión y exclusión obtuviéndose 14 artículos, de los cuales 3 eran casos clínicos y 11 revisiones de la patología tumoral de la glándula lagrimal.

Los artículos consultados fueron evaluados mediante el programa de lectura crítica CASPe (revisiones bibliográficas) y la declaración de la iniciativa STROBE (casos clínicos). La recopilación de estos artículos está en el Anexo 3.

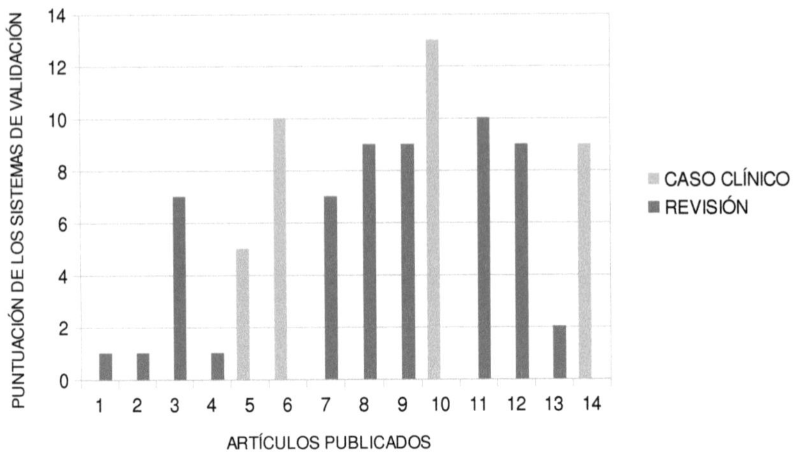

Figura 12: Clasificación de los artículos seleccionados en la base médica de SCIENCEDIRECT

6.2.1.3 MEDLINE

Al realizar la búsqueda bibliográfica en la base de información médica de MEDLINE con del DECS de "lacrimal gland" se hallaron 11238 referencias de la literatura científica. Y al aplicar el DECS de "tumor lacrimal gland" se obtuvieron 2474 artículos publicados. Al aplicar los criterios de inclusión y exclusión de este trabajo, se redujo a 35 referencias bibliográficas, de las cuales 15 eran casos clínicos y 20 revisiones de los tumores epiteliales de la glándula lagrimal.

Los artículos consultados fueron analizados con el programa de lectura crítica CASPe (revisiones bibliográficas) y la declaración de la iniciativa STROBE (casos clínicos). La literatura científica realizada en esta búsqueda está recopilada en el Anexo 4.

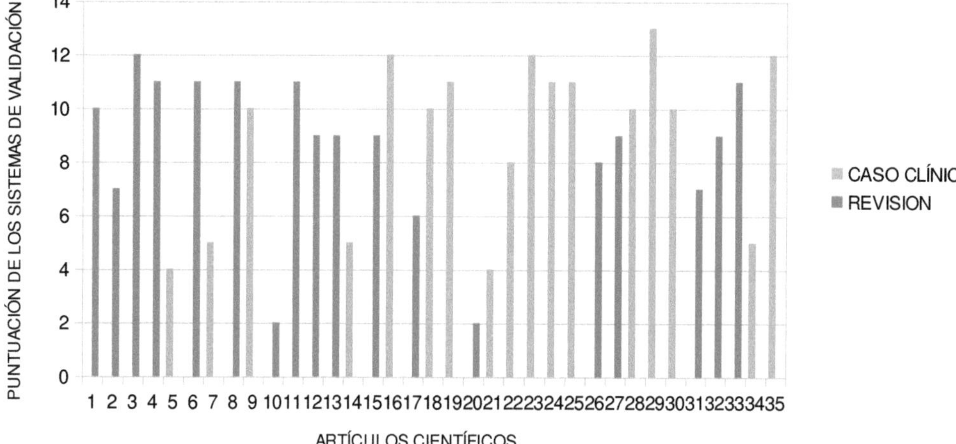

Figura 13: Clasificación de los artículos seleccionados en la base médica de MEDLINE

Al realizar la búsqueda bibliográfica en la base de información médica MEDLINE, se obtienen 4 artículos que han sido previamente ya seleccionados en LILACS y SCIENCEDIRECT. Esta circunstancia se debe porque se han aplicado los mismos criterios en todas las bases de información, y porque las revistas científicas son los componentes básicos de estas fuentes de información médica.

6.2.1.4 COCHRANE

Al efectuar la investigación bibliográfica en la base de información médica de COCHRANE con el DECS de "glándula lagrimal" o "tumor glándula lagrimal" no se obtuvo ningún artículo científico.

6.2.2 ESTUDIO ANALÍTICO DE LOS ARTÍCULOS DE LAS BASES DE INFORMACIÓN

Al analizar en la literatura científica los artículos publicados en las diferentes bases de información médica, se puede observar que:

- En el ADENOMA PLEOMÓRFICO no se ha de realizar biopsia previa a la cirugía por el elevado riesgo de recidiva y malignización de la lesión con el paso del tiempo.

- El tratamiento que aumenta la supervivencia en el CARCINOMA ADENOIDE QUÍSTICO es la combinación de la cirugía radical, quimioterapia intraarterial y radioterapia.

- El ADENOCARCINOMA EX PLEOMÓRFICO tiene la capacidad de poder diseminarse a hueso y pulmón, disminuyendo por tanto, la probabilidad de supervivencia.

- El estudio radiológico de las lesiones ocupantes de espacio de la fosa lagrimal sirve para intuir la benignidad o malignidad de la lesión y actuar en consecuencia.

- El pronóstico y tratamiento de las lesiones de la región temporal superior de la órbita estarán determinados por las características clínicas, radiológicas e histológicas de la lesión.

VII: DISCUSIÓN

7.DISCUSIÓN

La órbita es la cavidad en el cráneo donde se sitúa el globo ocular y sus anejos. Entre sus anejos destaca la Glándula Lagrimal localizada en la fosa lagrimal, en la zona superotemporal de la cuenca orbitaria[1-2,4,7].

Los tumores que aparecen en la órbita corresponden entorno al 7-10% de todos los tumores del organismo[10,45]. Las lesiones de la órbita que tienen una etiología en la glándula lagrimal son del 6-12%[13,14,17].Y las lesiones de este anejo de origen tumoral epitelial son del 30%[14,16,32]. Dentro de las lesiones tumorales epiteliales destacan con una prevalencia del 50% el Adenoma Pleomórfico, (el tumor epitelial más frecuente de la glándula lagrimal)[14,16,20,26,30,32].Y con una incidencia del 30% el Carcinoma Adenoide Quístico (el tumor maligno de mayor mortalidad)[9-10,13,15,17].

El 20% restante de los tumores epiteliales está constituido por lesiones tumorales benignas y malignas de muy baja incidencia y prevalencia.

El tumor epitelial de la Glándula Lagrimal es una patología poco frecuente, circunstancia que limita la escasa existencia de literatura científica al respecto, y por tanto, el déficit de ensayos clínicos y protocolos terapéuticos estándars.

7.1DISCUSIÓN DE LA BÚSQUEDA

Los tumores epiteliales de la glándula lagrimal son una patología tumoral poco frecuente, lo que condiciona el número de publicaciones, revisiones, protocolos y ensayos clínicos en la literatura científica.

Al realizar la búsqueda bibliográfica en 4 bases de información médica, sólo se han seleccionado 53 artículos que cumpliesen los criterios de inclusión. Y hay que destacar que estos artículos eran revisiones de la literatura o casos clínicos, no habiéndose encontrado metaánalisis, protocolos o ensayos clínicos en esta patología tumoral debido a su incidencia y prevalencia[10,13,15-17,32-33].

La base de información médica que no ha proporcionado ningún artículo científico ha sido COCHRANE, esto se podría explicar porque está base médica es el compendio de las revisiones sistemáticas a partir de ensayos clínicos controlados[65.], y al ser una patología tan poco frecuente no se ha podido realizar este tipo estudios y por tanto, no se ha podido publicar al respecto.

Por otra lado, la base de información médica que ha proporcionado un mayor número de artículos ha sido MEDLINE, que en este momento es la base de información médica más importante en la actualidad a nivel mundial.

En la realización de la búsqueda bibliográfica de las bases de información médica, los términos utilizados para localizar la literatura científica seleccionada, pertenecían a un listado de tesauro y fueron "lacrimal gland" y "tumor lacrimal gland". La búsqueda se realizó con términos generales de la patología tumoral de la glándula lagrimal, intentando de esta forma localizar el máximo número de artículos publicados respecto esta entidad.

Los artículos seleccionados en esta búsqueda fueron validados respecto a la calidad, variabilidad y validez mediante los sistemas de evaluación del CASPe[62] en los artículos de revisión y de la declaración de STROBE[63] en los artículos de casos clínicos.

Tras ser valorada la literatura científica seleccionada con el sistema CASPe y STROBE, se observa:

- Los artículos de mayor puntuación son aquellos que tienen una mayor fiabilidad y validez.
- Los artículos de las revistas que tienen un mayor Factor de Impacto tienen una puntuación mayor que los artículos publicados en revistas con un menor Factor de Impacto (medida que mide la repercusión e importancia que ha tenido una publicación y una revista en la comunidad científica)[66].

7.2 CARACTERÍSTICAS GENERALES DE LA BÚSQUEDA

Las lesiones orbitarias en la región superoexterna, pueden ser debidas a alteraciones de la Glándula Lagrimal. La etiología que puede afectar a este órgano puede ser infecciosa, inflamatoria, linfomatosa, metastásica o neoplásica epitelial[10-11,32,59].

El debut clínico del tumor epitelial de la glándula lagrimal se caracteriza según si es de estirpe benigna o maligna. Si es de estirpe benigna se caracteriza por tener un lento crecimiento y una larga evolución en sus síntomas. Mientras que si es de origen maligno se manifiesta con un rápido crecimiento y una corta evolución de la sintomatología[11,13-14-15,17-18,20,22-23,27,67].

La clínica en una lesión benigna se caracteriza por presentar una masa en la región de la fosa lagrimal, que puede provocar: ptosis, proptosis, desplazamiento del globo ocular, diplopia y alteración en la agudeza visual. La masa no suele estar eritematosa ni causar dolor[16,26,41-43,56,58,68-70].

Si la lesión es de origen maligno, se presenta con la misma clínica que la lesión benigna, pero se manifiesta además con síntomas de malignidad como son: el dolor facial, la invasión ósea y perineural, la extensión por continuidad a los tejidos adyacentes e incluso la metastización a pulmón, hígado y hueso[21,29,31,34,37,45,47-50,54,57,59,71-75].

La clínica nos puede sugerir la entidad del tumor pero el diagnóstico se ha de realizar mediante la imagen e histológicamente.

Con el estudio radiológico se puede intuir la naturaleza benigna o maligna de la lesión. Las pruebas de imagen de la órbita se realizan mediante el TAC y la RMN.

En el TAC se examinan las características de la masa y su comportamiento respecto a los tejidos adyacentes. Las lesiones de origen benigno se caracterizan por ser masas redondeadas, bien definidas que no producen invasión de los tejidos adyacentes sino un desplazamiento de éstos. Si las lesiones son de origen maligno se puede observar una masa mal definida, de bordes irregulares, con calcificaciones intralesionales y erosión ósea de la zona superotemporal de la órbita[10,26,30,41].

En la RMN las lesiones de etiología benigna se caracterizan por ser una masa bien definida que no produce invasión de los tejidos adyacentes. Sin embargo, las lesiones de estirpe maligna se manifiestan como una masa irregular, de consistencia heterogénea, y a nivel neurológico se observa la invasión perineural y la extensión de la lesión a tejidos adyacentes, como el cerebro[14,29,31,50].

Las características clínicas y radiológicas pueden sugerir el comportamiento de la lesión, pero el diagnóstico definitivo lo proporciona la histología. Las principales diferencias histológicas entre una lesión benigna y maligna epitelial en la glándula lagrimal son:

HISTOLOGÍA	TUMOR EPITELIAL BENIGNO	TUMOR EPITELIAL MALIGNO
Células	Mioepiteliales	Baseloides
Citoplasma	Abundante	Escaso
Borde	Bien definido	Mal definido
Núcleo	Oval	Redondo
Cromatina	Fina	Hipercromática, Gruesa y Granular
Nucléolo	Redondo	Pequeño y Angulado

Atípia	Mínima	Variable

Figura 14: Principales características histológicas entre un tumor epitelial benigno y maligno en la glándula lagrimal[76].

El diagnóstico histológico de la lesión va a condicionar la actitud terapéutica y el pronóstico vital.

El tratamiento etiológico de los tumores epiteliales es la cirugía. Si la lesión es de estirpe benigna se extirpará sólo la masa tumoral, pero si es un tumor maligno se realizará una cirugía radical de la órbita para mejorar el pronóstico vital. Las opciones quirúrgicas radicales que se han de considerar son la orbitectomía con linfadenectomía y la exanteración. La elección de una técnica u otra estará condicionada por la histología y la extensión local de la lesión.

Si se confirma la malignidad de la lesión, se realizará un tratamiento coadyuvante con radioterapia o quimioterapia, según la histología de la lesión[13-14,17,21,29-30-34,36-37,39,41-42,45,48-50,52,55,57,68-69,71,73].

El pronóstico vital va a depender de las características de la lesión epitelial de la glándula lagrimal. Los factores que sugieren un pronóstico vital limitado en el tiempo son[10,24,36]:

- Factores clínicos: sintomatología que se desarrolla en un período de evolución inferior a 10 meses, la presencia de dolor facial y metástasis.
- Factores radiológicos: una masa irregular mayor de 4 centímetros, con calcificaciones intralesionales, la existencia de erosión ósea o invasión perineural de los tejidos y la extensión a tejidos adyacentes u órganos diana.
- Factores histológicos: células con atípia, elevada mitosis y las

células de estirpe baseloide.

Los factores pronóstico delimitan la supervivencia y las opciones terapéuticas.

7.3 DISCUSIÓN DE LAS CARACTERÍSTICAS ESPECÍFICAS DE LA BÚSQUEDA

En este apartado se van a analizar las características específicas de los tumores epiteliales más relevantes de la glándula lagrimal.

7.3.1 ADENOMA PLEOMÓRFICO

El Adenoma Pleomórfico es el tumor epitelial más frecuente de la glándula lagrimal[14,17-18,22,36].

Es una lesión de origen benigno que se caracteriza por ser una masa indurada, móvil, no dolorosa y de lento crecimiento que puede ocasionar ptosis, proptosis y asimetría facial[10,43].

El diagnóstico radiológico se caracteriza por ser una masa bien definida que produce desplazamiento de las estructuras adyacentes pero no invasión de los tejidos circundantes[11,26].

El tratamiento es la exéresis simple de la lesión con la cápsula integra. Si la lesión se quita parcialmente o se deja parte de la cápsula hay un alto porcentaje de recidiva de la lesión y de malignización, transformándose entonces en el carcinoma ex adenoma pleomórfico[27,56].

Esta particularidad de recidiva y malignización hace que se plantee durante el diagnóstico de presunción la opción terapéutica directamente, sin la necesidad de realizar biopsia como en el resto de tumores[13,28,77].

En la literatura científica se han encontrado múltiples artículos sobre la malignización del adenoma pleomórfico tras una cirugía previa o una exéresis incompleta. De ahí la recomendación terapéutica que si se sospecha una lesión benigna se ha de realizar una exéresis simple de la lesión sin realizar una biopsia previamente, para evitar la recidiva y malignización del adenoma pleomórfico[15,41,42].

La incidencia de esta entidad limita el número de publicaciones en la literatura, y de cierta forma, condiciona la validez científica de éstas. La inexistencia de metaanálisis, o la escasez de protocolos y ensayos clínicos de esta patología, determina que la información proporcionada por las publicaciones sobre esta entidad este sesgada por los resultados previos de otros autores.

7.3.2 MIOEPITELIOMA

Es un tumor epitelial benigno de la glándula lagrimal poco frecuente, se caracteriza por presentarse como una masa regular bien definida de lenta evolución que produce ptosis y proptosis. En el estudio radiológico se observan características de benignidad y en el histológico las células mioepiteliales. El tratamiento es la exéresis simple[9-10,14,35].

Ante la sospecha de una lesión benigna no se realiza biopsia diagnóstica sino una exéresis simple, por la elevada probabilidad de que la lesión a extirpar sea un adenoma pleomórfico.

La prevalencia de esta patología es tan escasa, que sólo se puede encontrar en la literatura científica artículos sobre casos clínicos. Estos artículos describen la actitud del autor y la evolución de la enfermedad, pero no proporciona información para la elaboración de una guía clínica o protocolizada. Por tanto, la información que se proporciona de esta patología puede tener una baja calidad y validez científica.

7.3.3 CARCINOMA ADENOIDE QUÍSTICO

El Carcinoma Adenoide Quístico es el tumor epitelial maligno más frecuente de la glándula lagrimal. Es el tumor epitelial con peor pronóstico de supervivencia y el que con más frecuencia se disemina a los tejidos adyacentes y en la distancia[14,20,31,37,51,71,78].

Se manifiesta con una masa indurada en la región de la fosa lagrimal, que provoca ptosis, proptosis, asimetría facial, disminución de la agudeza visual y dolor facial. El dolor facial es un signo de malignidad, se debe a la invasión perineural de la lesión a los tejidos adyacentes. Si se presenta con clínica neurológica, está indicando la invasión por continuidad de tejido cerebral por la lesión. Estos dos signos son factores de mal pronóstico[11,29,49].

El diagnóstico por imagen es mediante el TAC y la RMN. En el TAC se puede observar una masa irregular de bordes mal definidos con calcificaciones intralesionales que produce invasión de los tejidos adyacentes y erosión ósea. Y en la RMN se aprecia la invasión perineural de los tejidos y la invasión de tejidos contiguos[10,22,39,50].

El diagnóstico histológico determinará el pronóstico de la lesión y por tanto, la supervivencia. El patrón sólido es el tipo histológico con una tasa de supervivencia menor y el que metastiza con más frecuencia[9,45]. Los marcadores inmunohistoquímicos RPL-39-L, ki-67, p-53, BCL-2 y ZGFR y la expresión del gen HER-2 y MYB-NFIB confieren a la lesión una mayor agresividad y menor tasa de supervivencia[18,33,45,69,79].

El tratamiento de esta lesión es controvertido, ya que no hay protocolos o estudios clínicos al respecto. La literatura científica coincide en que se ha de realizar una cirugía radical, recomendando la exanteración. Además de la cirugía, se ha de realizar un tratamiento coadyuvante, la mayoría de los artículos recomiendan radioterapia. Pero parece que hay una nueva tendencia terapéutica que es administrar quimioterapia intraarterial seguida de radioterapia. En los artículos publicados, la combinación de los tres tratamientos parece que aumenta la supervivencia, pero aún no existe la suficiente evidencia científica que lo demuestre[13,32-33,52-53,79].

El bajo índice de supervivencia en el Carcinoma Adenoide Quístico y la falta de protocolos, ensayos clínicos o guías terapéuticas, determina que el tratamiento de esta patología no este protocolizado, y de ahí, la diversidad de las publicaciones científicas respecto a las opciones terapéuticas que pueden coexistir ante una misma entidad patológica.

7.3.4 CARCINOMA EX PLEOMÓRFICO

Es un tumor maligno epitelial de la glándula lagrimal que se caracteriza por ser la malignización de una lesión benigna previa de la glándula lagrimal, como es el adenoma pleomórfico o también puede tener un origen de novo. Esta lesión tiene la capacidad de diseminarse a hueso y pulmón[14,35].

Se manifiesta como una masa en la fosa temporal superior orbitaria, de rápido crecimiento, que provoca ptosis, asimetría y dolor facial[57].

En el estudio radiológico se observan características de malignidad de la lesión. En el TAC aparece una masa de bordes irregulares que ocasiona una erosión ósea que provoca un aumento del tamaño de la fosa lagrimal y en la RMN se observa la invasión perineural y de los tejidos adyacentes[10].

Por las características de malignidad de este tumor el tratamiento de elección es la cirugía radical (orbitectomía con linfadenectomía) y radioterapia. La radioterapia es un tratamiento coadyuvante que se administra para reducir y evitar la propagación de la lesión en el organismo[9,30,54,59].

Las publicaciones referentes al Carcinoma Ex Pleomórfico remarcan la importancia del tratamiento coadyuvante para aumentar la supervivencia, pero son publicaciones sin evidencia científica, ya que están basadas en la experiencia y la casuística de los autores de dichas publicaciones.

7.3.5 ADENOCARCINOMA

Es una neoplasia maligna de la glándula lagrimal de estirpe epitelial muy rara y con una baja prevalencia.

Clínicamente se manifiesta como una masa en la región de la fosa lagrimal que produce ptosis, proptosis e invasión de los tejidos adyacentes en un corto período de tiempo[9,54].

Es una entidad que tiene una elevada tendencia a invadir tejidos por continuidad. Por eso, el tratamiento de elección es la cirugía (orbitectomía con linfadenectomía) más raditerapia[10,14,35,44,59].

La baja prevalencia del Adenocarcinoma de la glándula lagrimal, condiciona la limitada serie de publicaciones respecto a esta entidad, y por tanto, las publicaciones carecen de una evidencia científica demostrada.

7.3.6 MUCOEPIDERMOIDE

Es un tumor maligno epitelial poco frecuente de la glándula lagrimal. Se manifiesta como una masa irregular en la región de la fosa lagrimal. Y en el estudio radiológico se observan características de malignidad como la erosión ósea[9,14].

La característica que lo diferencia del resto de la estirpe epitelial, es que las células tumorales fabrican una sustancia mucoide. Y la mitosis celular de estas células determinan el pronóstico y tratamiento de la lesión. Si existe una mínima actividad mitótica el tratamiento será la exéresis simple, pero si hay una actividad elevada, se realizará cirugía radical (exanteración) más radioterapia como tratamiento coadyuvante para aumentar la supervivencia[10,14,35,44].

La baja incidencia y prevalencia de este tumor, delimita la existencia de publicaciones referentes a esta patología. Los artículos publicados hacen referencia a casos clínicos, que describen una actuación terapéutica y su evolución, no habiéndose encontrado ensayos clínicos o metaanálisis que pudiesen aportan una mayor evidencia científica en el tratamiento de este tipo de lesión.

El pronóstico y tratamiento de las lesiones de la región temporal superior de la órbita estarán determinados por las características clínicas y radiológicas de la lesión.

Los artículos relacionados con la patología tumoral de la glándula lagrimal están estrechamente condicionados por la incidencia y prevalencia de esta entidad. Se precisarían publicaciones de los tumores de la glándula lagrimal con estudios aleatorizados como metaanálisis, ensayos clínicos o protocolos para aumentar el nivel de evidencia científica en la bibliografía médica.

7.4 LIMITACIONES DEL ESTUDIO

Las limitaciones de esta revisión bibliográfica sobre la patología tumoral de la glándula lagrimal han sido:

- La patología tumoral de la glándula lagrimal es poco frecuente en relación a la enfermedad tumoral sistémica, esta circunstancia tiene como consecuencia la escasez de artículos científicos publicados en las bases de información médica respecto a este tema.

- La literatura científica que existe hace referencia a casos clínicos y revisiones de la literatura, pero no se ha podido encontrar artículos de metaanálisis, protocolos, ensayos clínicos o guías clínicas sobre la patología tumoral de la glándula lagrimal, por ser una patología poco habitual.

- En esta revisión se ha producido el sesgo de selección del idioma, ya que sólo se han recopilado los artículos publicados en inglés, castellano y portugués.

VIII: CONCLUSIÓN

8. CONCLUSIÓN

Las conclusiones de la revisión bibliográfica sobre los tumores de la Glándula Lagrimal han sido:

- La incidencia y prevalencia de los tumores de la glándula lagrimal condicionan el tipo y número de publicaciones científicas.

- La literatura científica respecto a los tumores de la glándula lagrimal aportan información útil y relevante en la clínica, diagnóstico y tratamiento.

- Se precisan publicaciones con estudios aleatorizados y de calidad como metaanálisis, ensayos clínicos o protocolos de los tumores de la glándula lagrimal para aumentar el nivel de evidencia científica en la bibliografía médica.

IX: ANEXOS

9.1 ANEXO 1

Los artículos seleccionados en la base de información médica de LILACS, COCHRANE, SCIENCEDIRECT y MEDLINE son:

1. Ribeiro R, Ferreira RW, Lopes de Pontes FS, Cursino SR, Nishiwaki-Dantas MC; Filho JV, Correa PE. Ten year followup of a case series of primary epithelial neoplasms of the lacrimal gland: clinical features, surgical treatment and histopathological findings. Arq Bras Opthalmol 2010; 73(1): 33-39.
2. Damasceno RW, Ferrerira RW, Holbarch LM. Primary ductal adenocarcinoma of the lacrimal gland: case report. Arq Bras Oftalmol 2012; 75(1): 64-66.
3. Iyeyasu JN, Reis F, Altemani AM, Carvalho KM. An unusual presentation of lacrimal gland pleomorphic adenoma. Rev Bras Oftalmol 2013; 72 (5): 338-340.
4. Castañeda AM, Hernandez DM, Castro AM, Gonzalez E, Diaz P. Pleomorphic adenoma of ectopic tear glands. Rev medica electron 2014; 36 (6): 861-866.
5. Pointdujour R, Shinder R, Lacrimal gland pleomorphic adenoma. Opthalmology 2012; 119 (6): 1293-1294.
6. Esmaeli B. Does intra-arterial chemotherapy improve survival for lacrimal gland adenoid cystic carcinoma?Ophthalmology 2014; 121 (1): 7-8.
7. Bradley EA, Bradley DJ. Adenoid cystic carcinoma of the lacrimal gland: rare... lethal.. cured? Opthalmology 2013; 120 (7): 1311-1312.
8. Aristodemou P. Lacrimal gland tumor outcomes. Opthalmology 2010; 117 (1): 196.
9. Fellman M, Carter K, Call CB, Esmaeli B. Disease recurrence after intraarterial chemotherapy in 2 patients with adenoid cystic carcinoma of lacrimal gland.Can J Ophthalmol 2012; 48(2): e17-8.

10.Stanford S, Canders CP, Linetsky M, Lai CK, Abemayor E, Kirsch C. Adenoid cystic carcinoma of the lacrimal gland: a case report with a review of the literature. Journal of Medical Imaging and Radiation Sciences 2014; 1-4.

11.Bernardini FP, Croxatto JO, Bandelloni R. Primary undifferentiated large cell carcinoma of the lacrimal gland. Ophthalmolgy 2011; 118(6): 1189-1192.

12.Tser DT, Kossler AL, Feuer WJ, Benedetto PW. Long-term outcomes of neoadjuvant intra-arterial cytoreductive chemotherapy for lacrimal gland adenoid cystic carcinoma. Opthalmology 2013; 120 (7): 1313-1323.

13.Von Holstein SL, Fehr A, Persson M, Therkildsen MH, Prause JU, Heegaard S, Stenman G.Adenoid cystic carcinoma of the lacrimal gland: MYB gene activation, genomic imbalances, and clinical characteristics. Ophthalmology 2013; 120(10): 2130-2138.

14.Singh G, Sharma MC, Agarwal S, Prasad GL, Mishra S, Singh MM, Garg A, Suri V, Sarkar C. Epithelial-myoepithelial carcinoma of the lacrimal gland:a rare case. Ann Diagn Pathol 2012; 16(4): 292-297.

15.White VA. Update on lacrimal gland neoplasms molecular pathology of interest. Saudi J Opthalmol 2012; 26 (2): 133-135.

16.Alkatan HM, AlHartan DH, AlMutlaq M, Maktabi A, Elkhamary S. Epithelial lacrimal gland tumors. A comprehensive clinicopathologic reviwe of 26 lesions with radiologic correlation. Saudi J Opthalmol 2014; 28: 49-57.

17.Jain AK, Wang TJ. Malignant tumors of the lacrimal gland: a SEER analysis.International Journal of Radiation Oncology • Biology • Physics 2013; 87 (2): S269-S270.

18.Alsuhaibani. Slow growing large plemomorphic adenoma of ectopic lacrimal gland tissue in the upper eyelid. Saudi J Ophthalmol 2012; 26: 453-455.

19. Mallen-St Clair J, Arshi A, Tajudeen B, Abemayor E, St John M. Epidemiology and treatment of lacrimal gland tumors: a population based cohort analysis. JAMA Otolaryngol Head Neck Surg 2014; 140(12): 1110-1116.

20. Ye Q, Ding SF, Wang ZA, Feng J, Tan WB. Influence of ribosomal protein L39-L in the drug resistante mechanisms of lacrimal gland adenoid cystic carcinoma cells. Asian Pac J Cancer Prev 2014; 15(12): 4995-5000.

21. Von Holstein SL. Tumours of the lacrima gland. Epidemiological, clinical and genetic characteristics.Acta Ophthalmol 2013; 91 Thesis 6: 1-28.

22. Von Holstein SL, Fehr A, Persson M, Nickelsen M, Therkildsen MH, Prause JU, Heegaard S, Stenman G. Lacrimal gland pleomorphic adenoma and carcinoma ex pleomorphic adenoma: genomic profiles, gene fusions and clinicalcharacteristics. Ophthalmology 2014; 121(5): 1125-1133.

23. Bursztyn LL, Hyrcza MD, Allen LH, Berean KW, Wehrli B. Low grade intraductal carcinoma of the lacrimal gland Orbit 2014; 33(2): 135-138.

24. Chawla B, Kashyap S, Sen S, Bajaj MS, Pushker N, Gupta K, Chandra M, Ghose S. Clinicopathologic review of epithelial tumors of the lacrimal gland. Ophthal Plast Reconstr Surg 2013; 29(6): 440-445.

25. Lima CG, Chahud F, Paiva CJ, Nebl D, Cruz AA. Primary adenocarcinoma of the lacrimal gland with sebaceous differentiation in a 4 year old child. Ophthal Plast Reconstr Surg 2014; 30(3): e55-57.

26. Mendoza PR, Jakobiec FA, Krane JF. Immunohistochemical features of lacrimal gland epithelial tumors. Am J Ophthalmol 2013; 156(6): 1147-1158.

27. Jedrych J, Galan A. Multiple cutaenous metastases: a rare late sequelae of lacrimal gland adenoid cystic carcinoma. J Cutan Pathol 2013; 40(3): 341-345.

28. Strianese D. Epithelial tumours of the lacrimal gland: a clinical, histopathological, surgical and oncological survey. Acta Ophthalmol 2014; 92(1): e79-80.

29. Kubota T, Moritani S, Ichihara S. Clinicopathologic and inmunohistochemical features of primary ductal adenocarcinoma of lacrimal gland: five new cases and review of literature. Graefes Arch Clin Exp Ophthalmol 2013; 251(8): 2071-2076.

30. Mulay K, Puthyapurayil FM, Mohammad JA, Hasnat Ali M, Honavar SG, Reddy VA. Adenoid cystic carcinoma of the lacrimal gland: role of nuclear survivin (BIRC5) as a prognostic marker. Histopathology 2013; 62(6): 840-846.

31. Tse DT, Kossler AL, Feuer WJ, Benedetto PW. Long-term otucomes of neoadjuvant intra-arterial cytoreductive chemotherapy for lacrimal gland adenoid cystic carcinoma. Ophthalmology 2013; 120(7): 1313-1323.

32. Palioura S, Jakobiec FA, Zakka FR, Iwamoto M. Pleomorphic adenoma (formerly chondroid syringoma) of the eyelid margin with a pseudocystic appearance. Surv Ophthalmol 2013; 58(5): 486-491.

33. Kivela T, Kujala E. Prognostication in eye cancer: the latest tumor, node, mestastasis classification and beyond. Eye 2013; 27(2): 243-252.

34. Rinna C, Reale G, Calvani F, Calafati V, Filiaci F, Riccardi E, Ramieri V, Cascino F, Cascone P, Ungari C. Pleomorphic adenoma of the lacrimal gland: two clinical cases. Eur Rev Med Pharmacol Sci 2012; 16 (4): 90-94.

35.Zhou LX, Zhu Y. Influence of ginkgo biloba extract on the proliferation, apoptosis of ACC-2 cell and Survivin gene expression in adenoid cystic carcinoma of lacrimal gland. Asian Pac J Trop Med 2012 ; 5(11): 897-900.

36. Walsh RD, Vagefi MR, McClelland CM, Alonso-Basanta M, Newman JG, Farkas T, Tamhankar MA. Primary adenoid cystic carcinoma of the orbital apex. Ophthal Plast Reconstr Surg 2013; 29(1): e33-35.

37.Argyris PP, Pambuccian SE, Cayci Z, Singh C, Tosios KI, Koutlas IG. Lacrimal gland adenoid cystic carcinoma with high-grade transformation to myoepithelial carcinoma: report of a case and review of literature. Head Neck Pathol 2013; 7(1): 85-92.

38.El-Sawy T, Savar A, Williams MD, De Monte F, Esmaeli B. Prognostic accuracy of the seventh edition vs sixth edition of the American Joint Committee on cancer tumor classification for adenoid cystic carcinoma of the lacrimal gland. Arch Ophthalmol 2012; 130(5): 664-666.

39.Suzuki S. A case of recurrent lacrimal gland tumor treated by orbital exenteration. Jpn J Clin Oncol 2012; 42(6): 560.

40.Damasceno RW, Holbach LM. Primary ductal adenocarcinoma of the lacrimal gland: a case report. Arq Bras Oftalmol 2012; 75(1): 64-66.

41.von Holsteins SL, Fehr A, Heegaard S, Therkildsen MH, Stenman G. CRTC1-MAML2 gene fusion in mucoepidermoid carcinoma of the lacrimal gland. Oncol Rep 2012; 27(5): 1413-1416.

42.Muduly DK, Deo SV, Shukla NK, Yadav R, Kallianpur AA, Samantara S. Basal cell adenocarcinoma of lacrimal gland. Orbit 2011; 30(6): 300-302.

43.Gess AJ, Silkiss RZ. A merkel cell carcinoma of the lacrimal gland. Ophthal Plast Reconstr Surg 2012; 28(1): e11-13.

44.Wilson KF, Wilson KF, Ward PD, Spector ME, Marentette LJ. Orbitocranial approach for treatment of adenoid cystic carcinoma of the lacrimal gland. Ann Otol Rhinol Laryngol 2011; 120(6): 397-400.

45.McNav AA, Satchi K. Recurrent lacrimal gland pleomorphic adenoma: clinical and computed tomography features. Ophthalmology 2011; 118(10): 2088-2092.

46.Ali MJ, Honavar SG, Naik MN, Vemuganti GK. Primary adenoid cystic carcinoma: an extremely rare eyelid tumor. Ophthal Plast Reconstr Surg 2012; 28(2): e35-36.

47.Singh G, Sharma MC, Agarwal S, Prasad GL, Mishra S, Singh MM, Garg A, Suri V, Sarkar C. Epithelial-myoepithelial carcinoma of the lacrimal gland: a rare case. Ann Diagn Pathol 2012; 16(4): 292-297.

48.Kini YK, Halli R, Mishra S, Kalburge JV. Comprehensive managemeent of a rare carcinoma ex pleomorphic adenoma of the lacrimal gland with a modified lateral orbitotomy acces osteotomy. A case report. Oral Maxillofac Surg 2012: 16 (1): 123-126.

49.Bernardini FP, Croxatto JO, Bandelloni R. Primary undifferentiated large cell carcinoma of the lacrimal gland. Ophthalmology 2011; 118(6): 1189-1192.

50.Williams MD, Al-Zubidi N, Debnam JM, Shinder R, DeMonte F, Esmaeli B. Bone invasion by adenoid cystic carcinoma of the lacrimal gland: preoperative imaging assessment and surgical considerations. Ophthal Plast Reconstr Surg 2010; 26(6): 403-408.

51.Andreoli MT, Aakatu V, Setarbutr P. Epidemiological Trends in Malignant Lacrimal Gland Tumors. Otolaryngol Head Neck Surg 2014; 152 (2): 279-283.

52.Patyal S, Banarji A, Bhadauria M, Gurunadh VS. Pleomorphic adenoma of a subconjuntival ectopic lacrimal gland. Indian J Ophthalmol 2010; 58(3): 245-247.

53.Zeng J, Shi JT, Li B, Sun XL, An YZ, Li LQ, Gao F, Xu JP, Jonas JB. Epithelial tumors of the lacrimal gland in the chinese: a clinicopathologic study of 298 patients. Graefes Arch Clin Exp Ophthalmol 2010; 248(9): 1345-1349.

8.2 ANEXO 2

Los artículos seleccionados en la base de información médica de LILACS son:

1. Ribeiro R, Ferreira RW, Lopes de Pontes FS, Cursino SR, Nishiwaki-Dantas MC; Filho JV, Correa PE. Ten year followup of a case series of primary epithelial neoplasms of the lacrimal gland: clinical features, surgical treatment and histopathological findings. Arq Bras Opthalmol 2010; 73(1): 33-39.
2. Damasceno RW, Ferrerira RW, Holbarch LM. Primary ductal adenocarcinoma of the lacrimal gland: case report. Arq Bras Oftalmol 2012; 75(1):64-66.
3. Iyeyasu JN, Reis F, Altemani AM, Carvalho KM. An unusual presentation of lacrimal gland pleomorphic adenoma. Rev Bras Oftalmol 2013; 72 (5): 338-340.
4. Castañeda AM, Hernandez DM, Castro AM, Gonzalez E, Diaz P. Pleomorphic adenoma of ectopic tear glands. Rev medica electron 2014; 36 (6): 861-866.

▪

8.3 ANEXO 3

Los artículos seleccionados en la base de información médica de SIENCEDIRECT son:

1. Pointdujour R, Shinder R, Lacrimal gland pleomorphic adenoma. Opthalmology 2012; 119 (6): 1293-1294.
2. Esmaeli B. Does intra-arterial chemotherapy improve survival for lacrimal gland adenoid cystic carcinoma?Ophthalmology 2014;121 (1): 7-8.
3. Bradley EA, Bradley DJ. Adenoid cystic carcinoma of the lacrimal gland: rare... lethal.. cured? Opthalmology 2013; 120 (7): 1311-1312.
4. Aristodemou P. Lacrimal gland tumor outcomes. Opthalmology 2010; 117 (1): 196.
5. Fellman M, Carter K, Call CB, Esmaeli B. Disease recurrence after intraarterial chemotherapy in 2 patients with adenoid cystic carcinoma of lacrimal gland.Can J Ophthalmol 2012; 48(2): e17-8.
6. Stanford S, Canders CP, Linetsky M, Lai CK, Abemayor E, Kirsch C. Adenoid cystic carcinoma of the lacrimal gland: a case report with a review of the literature. Journal of Medical Imaging and Radiation Sciences 2014; 1-4.
7. Bernardini FP, Croxatto JO, Bandelloni R. Primary undifferentiated large cell carcinoma of the lacrimal gland. Ophthalmolgy 2011; 118(6): 1189-1192.
8. Tser DT, Kossler AL, Feuer WJ, Benedetto PW. Long-term outcomes of neoadjuvant intra-arterial cytoreductive chemotherapy for lacrimal gland adenoid cystic carcinoma. Opthalmology 2013; 120 (7): 1313-1323.
9. Von Holstein SL, Fehr A, Persson M, Therkildsen MH, Prause JU, Heegaard S, Stenman G.Adenoid cystic carcinoma of the lacrimal gland: MYB gene activation, genomic imbalances, and clinical characteristics. Ophthalmology 2013; 120(10): 2130-2138.

10.Singh G, Sharma MC, Agarwal S, Prasad GL, Mishra S, Singh MM, Garg A, Suri V, Sarkar C. Epithelial-myoepithelial carcinoma of the lacrimal gland:a rare case. Ann Diagn Pathol 2012; 16(4): 292-297.

11.White VA. Update on lacrimal gland neoplasms molecular pathology of interest. Saudi J Opthalmol 2012; 26 (2): 133-135.

12.Alkatan HM, AlHartan DH, AlMutlaq M, Maktabi A, Elkhamary S. Epithelial lacrimal gland tumors. A comprehensive clinicopathologic reviwe of 26 lesions with radiologic correlation. Saudi J Opthalmol 2014; 28: 49-57.

13.Jain AK, Wang TJ. Malignant tumors of the lacrimal gland: a SEER analysis.International Journal of Radiation Oncology • Biology • Physics 2013; 87 (2): S269-S270.

14. Alsuhaibani. Slow growing large plemomorphic adenoma of ectopic lacrimal gland tissue in the upper eyelid. Saudi J Ophthalmol 2012; 26: 453-455.

8.4 ANEXO 4

Los artículos seleccionados en la base de información médica de MEDLINE son:

1. Mallen-St Clair J, Arshi A, Tajudeen B, Abemayor E, St John M. Epidemiology and treatment of lacrimal gland tumors: a population based cohort analysis. JAMA Otolaryngol Head Neck Surg 2014; 140(12): 1110-1116.

2. Ye Q, Ding SF, Wang ZA, Feng J, Tan WB. Influence of ribosomal protein L39-L in the drug resistante mechanisms of lacrimal gland adenoid cystic carcinoma cells. Asian Pac J Cancer Prev 2014; 15(12): 4995-5000.

3. Von Holstein SL. Tumours of the lacrima gland. Epidemiological, clinical and genetic characteristics.Acta Ophthalmol 2013; 91 Thesis 6: 1-28.

4. Von Holstein SL, Fehr A, Persson M, Nickelsen M, Therkildsen MH, Prause JU, Heegaard S, Stenman G. Lacrimal gland pleomorphic adenoma and carcinoma ex pleomorphic adenoma: genomic profiles, gene fusions and clinicalcharacteristics. Ophthalmology 2014; 121(5): 1125-1133.

5. Bursztyn LL, Hyrcza MD, Allen LH, Berean KW, Wehrli B. Low grade intraductal carcinoma of the lacrimal gland Orbit 2014 Apr;33(2):135-138.

6. Chawla B, Kashyap S, Sen S, Bajaj MS, Pushker N, Gupta K, Chandra M, Ghose S. Clinicopathologic review of epithelial tumors of the lacrimal gland. Ophthal Plast Reconstr Surg 2013; 29(6): 440-445.

7. Lima CG, Chahud F, Paiva CJ, Nebl D, Cruz AA. Primary adenocarcinoma of the lacrimal gland with sebaceous differentiation in a 4 year old child. Ophthal Plast Reconstr Surg 2014; 30(3): e55-57.

8. Mendoza PR, Jakobiec FA, Krane JF. Immunohistochemical features of lacrimal gland epithelial tumors. Am J Ophthalmol 2013; 156(6): 1147-1158.

9. Jedrych J, Galan A. Multiple cutaenous metastases: a rare late sequelae of lacrimal gland adenoid cystic carcinoma. J Cutan Pathol 2013; 40(3): 341-345.

10. Strianese D. Epithelial tumours of the lacrimal gland: a clinical, histopathological, surgical and oncological survey. Acta Ophthalmol 2014; 92(1): e79-80.

11. Kubota T, Moritani S, Ichihara S. Clinicopathologic and inmunohistochemical features of primary ductal adenocarcinoma of lacrimal gland: five new cases and review of literature. Graefes Arch Clin Exp Ophthalmol 2013; 251(8): 2071-2076.

12. Mulay K, Puthyapurayil FM, Mohammad JA, Hasnat Ali M, Honavar SG, Reddy VA. Adenoid cystic carcinoma of the lacrimal gland: role of nuclear survivin (BIRC5) as a prognostic marker. Histopathology 2013; 62(6): 840-846.

13. Tse DT, Kossler AL, Feuer WJ, Benedetto PW. Long-term otucomes of neoadjuvant intra-arterial cytoreductive chemotherapy for lacrimal gland adenoid cystic carcinoma. Ophthalmology 2013; 120(7): 1313-1323.

14. Palioura S, Jakobiec FA, Zakka FR, Iwamoto M. Pleomorphic adenoma (formerly chondroid syringoma) of the eyelid margin with a pseudocystic appearance. Surv Ophthalmol 2013; 58(5): 486-491.

15. Kivela T, Kujala E. Prognostication in eye cancer: the latest tumor, node, mestastasis classification and beyond. Eye 2013; 27(2): 243-252.

16. Rinna C, Reale G, Calvani F, Calafati V, Filiaci F, Riccardi E, Ramieri V, Cascino F, Cascone P, Ungari C. Pleomorphic adenoma of the lacrimal gland: two clinical cases. Eur Rev Med Pharmacol Sci 2012; 16 (4): 90-94.

17. Zhou LX, Zhu Y. Influence of ginkgo biloba extract on the proliferation, apoptosis of ACC-2 cell and Survivin gene expression in adenoid cystic carcinoma of lacrimal gland. Asian Pac J Trop Med 2012 ; 5(11): 897-900.

18. Walsh RD, Vagefi MR, McClelland CM, Alonso-Basanta M, Newman JG, Farkas T, Tamhankar MA. Primary adenoid cystic carcinoma of the orbital apex. Ophthal Plast Reconstr Surg 2013; 29(1): e33-35.

19. Argyris PP, Pambuccian SE, Cayci Z, Singh C, Tosios KI, Koutlas IG. Lacrimal gland adenoid cystic carcinoma with high-grade transformation to myoepithelial carcinoma: report of a case and review of literature. Head Neck Pathol 2013; 7(1): 85-92.

20. El-Sawy T, Savar A, Williams MD, De Monte F, Esmaeli B. Prognostic accuracy of the seventh edition vs sixth edition of the American Joint Committee on cancer tumor classification for adenoid cystic carcinoma of the lacrimal gland. Arch Ophthalmol 2012; 130(5): 664-666.

21. Suzuki S. A case of recurrent lacrimal gland tumor treated by orbital exenteration. Jpn J Clin Oncol 2012; 42(6): 560.

22. Damasceno RW, Holbach LM. Primary ductal adenocarcinoma of the lacrimal gland: a case report. Arq Bras Oftalmol 2012; 75(1): 64-66.

23. von Holsteins SL, Fehr A, Heegaard S, Therkildsen MH, Stenman G. CRTC1-MAML2 gene fusion in mucoepidermoid carcinoma of the lacrimal gland. Oncol Rep 2012; 27(5): 1413-1416.

24.Muduly DK, Deo SV, Shukla NK, Yadav R, Kallianpur AA, Samantara S. Basal cell adenocarcinoma of lacrimal gland. Orbit 2011; 30(6): 300-302.

25.Gess AJ, Silkiss RZ. A merkel cell carcinoma of the lacrimal gland. Ophthal Plast Reconstr Surg 2012; 28(1): e11-13.

26.Wilson KF, Wilson KF, Ward PD, Spector ME, Marentette LJ. Orbitocranial approach for treatment of adenoid cystic carcinoma of the lacrimal gland. Ann Otol Rhinol Laryngol 2011; 120(6): 397-400.

27.McNav AA, Satchi K. Recurrent lacrimal gland pleomorphic adenoma: clinical and computed tomography features. Ophthalmology 2011; 118(10): 2088-2092.

28.Ali MJ, Honavar SG, Naik MN, Vemuganti GK. Primary adenoid cystic carcinoma: an extreme.ely rare eyelid tumor. Ophthal Plast Reconstr Surg 2012; 28(2): e35-36.

29.Singh G, Sharma MC, Agarwal S, Prasad GL, Mishra S, Singh MM, Garg A, Suri V, Sarkar C. Epithelial-myoepithelial carcinoma of the lacrimal gland: a rare case. Ann Diagn Pathol 2012; 16(4): 292-297.

30.Kini YK, Halli R, Mishra S, Kalburge JV. Comprehensive managemeent of a rare carcinoma ex pleomorphic adenoma of the lacrimal gland with a modified lateral orbitotomy acces osteotomy. A case report. Oral Maxillofac Surg 2012: 16 (1): 123-126.

31.Bernardini FP, Croxatto JO, Bandelloni R. Primary undifferentiated large cell carcinoma of the lacrimal gland. Ophthalmology 2011; 118(6): 1189-1192.

32.Williams MD, Al-Zubidi N, Debnam JM, Shinder R, DeMonte F, Esmaeli B. Bone invasion by adenoid cystic carcinoma of the lacrimal gland: preoperative imaging assessment and surgical considerations. Ophthal

Plast Reconstr Surg 2010; 26(6): 403-408.

33. Andreoli MT, Aakatu V, Setarbutr P. Epidemiological Trends in Malignant Lacrimal Gland Tumors. Otolaryngol Head Neck Surg 2014; 152 (2): 279-283.

34. Patyal S, Banarji A, Bhadauria M, Gurunadh VS. Pleomorphic adenoma of a subconjuntival ectopic lacrimal gland. Indian J Ophthalmol 2010; 58(3): 245-247.

35. Zeng J, Shi JT, Li B, Sun XL, An YZ, Li LQ, Gao F, Xu JP, Jonas JB. Epithelial tumors of the lacrimal gland in the chinese: a clinicopathologic study of 298 patients. Graefes Arch Clin Exp Ophthalmol 2010; 248(9): 1345-1349.

X: REFERENCIAS BIBLIOGRÁFICAS

10.REFERENCIAS BIBLIOGRÁFICAS

1. Oftalmología Clínica J. Kanski. 5A Edición. Mosby 2005: 44-45.
2. F.H. Netter. Atlas de Anatomía Humana. 4ª Edición.
3. Órbita, parpados y aparato lagrimal. Sección 7 (American academy of ophthalmology) J. Holds 2011: 259-264.
4. Anatomía Humana. Descriptiva, topográfica y funcional. H. Rouviere 11A Edición Masson 2005 :404-407.
5. Correa MA, Antonettin C. Anatomical variations on localization of Lacrimal Gland in Human Fetuse. Revista de la Sociedad Venezolana de Ciencias Morfologicas 2012: 18; 9-14.
6. Paytal S, Banarji A, Bhadauria M, Gurundadh VS. Pleomorphic adenoma of a subconjuntival ectopic lacrimal gland. Indian J Ophthalmol 2012; 58 (3): 245-247.
7. Orbital Surgery: A Conceptual Approach J. Rootman Hardcover 2 A Edición, Lippincott Williams& Wilkins 2014: 138-142.
8. Http://medicosenformacion7.tripod.com/Fig.8.81.jpg
9. Kohli M, Shah A, Bhatt S, Aggarwal S. Lacrimal gland tumors. A restrospective histopathological study.: Gujarat Medical Journal 2011; 66; 39-41.
10. Eldesouky MA, Elbakary MA, Sabik S, Shareef MM. Lacrimal fossa lesions: a review of 146 cases in Egypt. Clin Ophthalmol 2014; 8: 1603-1609.
11. Zeng J, Shi JT, Li B, Sun XL, An YZ, Li LQ, Gao F, Xu JP, Jonas JB. Epithelial tumors of the lacrimal gland in the Chinese: a clinicopathologic study of 298 patients. Graefes Arch Clin Exp Ophthalmol 2010; 248(9): 1345-1459.
12. Oculoplastic Surgery. B. Leatherbarrow. 2A Edition informa healthcare 2011:384-390.

13.Clair JM, Arshi A, Tajudeen B, Abemayor E, John M. Epidemiology and treatment of lacrimal gland tumors. A population based cohort analysis. Otolaryngol Head Neck Surg 2014; 140 (12): 1116-1119.

14.Von Holstein SL, Coupland SE, Briscoe D, LE Tourneaus C, Heegaard S. Epithelial tumours of the lacrimal gland: a clinical, histopathiological, surgical and oncological survey. Acta Opthalmol 2013; 91: 195-206.

15.Andreoli MT, Aakatu V, Setarbutr P. Epidemiological Trends in Malignant Lacrimal Gland Tumors. Otolaryngol Head Neck Surg 2014 Nov 10. pii: 0194599814556624. [Epub ahead of print].

16.Binatli O, Yaman O, Ozdemir N, Gokcol Erdogan I. Pleomorphic adenoma of the lacrimal gland. J Surg Case Rep 2013; (10): rtj089.

17.Von Holstein SL. Tumours of the lacrimal gland. Epidemiological, clinical and genetic characteristics. Acta Ophthalmol 2013; 91 Thesis 6: 1-28.

18.White VA. Update on lacrimal gland neoplasms molecular pathology of interest. Saudi JOpthalmol 2012; 26 (2): 133-135.

19.Betharia SM, Pushker N, Sharma V, Sen S. Simple dacryops: a case series and review of the literature. Opthalmologica 2002; 216(5): 372-376.

20.Chawla B, Kashyap S, Sen S, Bajaj MS, Pushker N, Gupta K, Chandra M, Ghose S. Clinicopathologic review of epithelial tumors of the lacrimal gland. Ophthal Plast Reconstr Surg 2013; 29(6): 440-445.

21.Singh G, Sharma MC, Agarwal S, Prasad GL, Mishra S, Singh MM, Garg A, Suri V, Sarkar C. Epithelial-myoepithelial carcinoma of the lacrimal gland:a rare case. Ann Diagn Pathol 2012; 16(4): 292-297.

22.Alkatan HM, AlHartan DH, AlMutlaq M, Maktabi A, Elkhamary S.

Epithelial lacrimal gland tumors. A comprehensive clinicopathologic reviwe of 26 lesions with radiologic correlation. Saudi J Opthalmol 2014; 28: 49-57.

23. Weis E, Rootman J, Joly TJ. Epithelial lacrimal gland tumors: pathologic classification and current understandig. Arch Ophthalmol 2009; 127: 1016-1028.
24. Kivela T, Kujala E. Prognostication in eye cancer: the latest tumor, node, metastasis classification and beyond. Eye 2013; 27: 243-252.
25. Aristodemou P. Lacrimal gland tumor outcomes. Opthalmology 2010; 117 (1): 196.
26. Iyeyasu JN, Reis F, Altemani AM, Carvalho KM. An unusual presentation of lacrimal gland pleomorphic adenoma. Rev Bras Oftalmol 2013; 72 (5): 338-340.
27. Stiranese D. Epithelial tumours of the lacrimal gland: a clinical, histopathological, surgical and oncological survey.Acta Ophthalmol 2014; 92(1): 79-80.
28. McNab AA, Satchi K. Recurrent lacrimal gland pleomorphic adenoma: clinical and computed tomography features. Ophthalmology. 2011; 118(10): 2088-2092.
29. Stanford S, Canders CP, Linetsky M, Lai CK, Abemayor E, Kirsch C. Adenoid cystic carcinoma of the lacrimal gland: a case report with a review of the literature. Journal of Medical Imaging and Radiation Sciences 2014; 1-4.
30. Couceiro R, Loureiro C, Luis P, Lopez-Pres D, Proenca H, Fonsec A, Monteiro-Grillo M. Lacrimal gland carcinoma ex pleomorphic adenoma with chronic lymphocytic leukemia infiltration. Clin Ophtalmol 2014; 8: 2061-2064.
31. Bradley EA, Bradley DJ. Adenoid cystic carcinoma of the lacrimal gland: rare... lethal.. cured? Opthalmology 2013; 120 (7): 1311-1312.

32.Ribeiro R, Ferreira RW, Lopes de Pontes FS, Cursino SR, Nishiwaki-Dantas MC; Filho JV, Correa PE. Ten year followup of a case series of primary epithelial neoplasms of the lacrimal gland: clinical features, surgical treatment and histopathological findings. Arq Bras Opthalmol 2010; 73(1): 33-39.

33.Le Torneau C, Razak ARA, Levy C, Calugaru V, Galatoire O, Dendale R, Desjardins L, Gan HK. Role of chemotherapy and molecularly targeted agents in the treatment of adenoid cystic carcinoma of the lacrimal gland. Br J Opthalmol 2011; 95: 1483-1489.

34.Argyris PA, Pambuccian SE, Cayci Z, Singh C, Tosios KI, Koutlas IG. Lacrimal gland adenoid cystic carcinoma with high grade transformation to myoepithelial carcinoma: a case report and review of literature. Head and Neck Pathol 2013; 7: 85-92.

35.Mendoza PR, Jakobiec FA, Krane JF. Inmunohistochemical features of lacrimal gland epithelial tumors. Am J Opthalmol 2013; 156: 1147-1158.

36.Kubota T, Moritani S, Ichihara S. Clinicopathologic and inmunochistochemical features of primary ductal adenocarcinoma of lacrimal gland: five new cases and review of literature. Graefes Arch Clin Exp Opthalmol 2013; 251 (8): 2071-2076.

37.Bacajla J, Magazin M, Ulamec M, Rako D, Trnski D, Kruslin B. Adenoid cystic carcinoma of the lacrimal gland metastatic to the kidney: case report and review of the literature. Scott Med J 2014; 59(2): 14-17.

38.Muduky MD, Deo SV, Shukla NK; Yadav R, Kallianpur AA, Samantara S. Basal cell adenocarcinoma of lacrimal gland. Orbit 2011; 30(6): 300-302.

39.Tser DT, Kossler AL, Feuer WJ, Benedetto PW. Long-term outcomes of neoadjuvant intra-arterial cytoreductive chemotherapy for lacrimal gland adenoid cystic carcinoma. Opthalmology 2013; 120 (7): 1313-1323.

40. Castañeda AM, Hernandez DM, Castro AM, Gonzalez E, Diaz P. Pleomorphic adenoma of ectopic tear glands. Rev medica electron 2014; 36 (6): 861-866.

41. Rinna C, Reale G, Calvani F, Calafati V, Filiaci F, Riccardi E, Ramieri V, Cascino F, Cascone P, Ungari C. Pleomorphic adenoma of the lacrimal gland: two clinical cases. Eur Rev Med Pharmacol Sci 2012; 16 (4): 90-94.

42. Von Holstein SL, Fehr A, Persson M, Nickelsen M, Therkildsen MH, Prause JU, Heegaarda S, Stenman G. Lacrimal gland pleomorphic adenoma and carcinoma ex pleomorphic adenoma: genomic profiles, gene fusions and clinical characteristics. Ophthalmology 2014; 121(5):1125-1133.

43. Vijayakumar A. Pleomorphic adenoma of the lacrimal gland in an eleven years old girl. J Clin Diagn Res 2013 Apr;7(4):712-714.Órbita, parpados y aparato lagrimal. Sección 7 (American academy of ophthalmology) J. Holds 2011: 259-264.

44. Orbital tumors. Diagnosis and treatment. Springer science. Z. Karcioglu 2005: 204-220.

45. Mulay K, Puthyapurayil FM, Mohammad JA, Hasnat AM, Honavar SG, Reddy VA. Adenoid cystic carcinoma of the lacrimal gland: role of nuclear survivin (BIRC5) as a prognostic marker. Histopathology 2013; 62(6): 840-846.

46. Ahmad SM, Esmaeli B, Williams M, Nguyen J, Fay A, Woog J, Selvadurai D, Rootman J, Weis E, Selva D, McNab A, Deangelis D, Calle A, Lopez A. American Joint Comittee on cancer classification predicts outcome of patients with lacrimal gland adenoid cystic carcinoma. Opthalmology 2009; 116: 1210-1215.

47.Walsh RD, Vagefi R, Mcclelland CM, Alonso-Basanta M, Newman JG, Farkas T, Tamhankar MA. Primary adenoid cystic carcinoma of the orbital apex. Ophthal Plast Reconstr Surg 2013; 29 (1): e33-e35.

48.Ali MJ, Honavar SG, Naik MN, Vemuganti GK. Primary adenoid cystic carcinoma: an extremely rare eyelid tumor. Ophthal Plast Reconstr Surg 2012; 25 (2): e35-e36.

49.Von Holstein SL, Fehr A, Persson M, Therkildsen MH, Prause JU, Heegaard S, Stenman G.Adenoid cystic carcinoma of the lacrimal gland: MYB gene activation, genomic imbalances, and clinical characteristics. Ophthalmology 2013; 120(10): 2130-2138.

50.Williams MD, Al-Zubidi N, Debnam JM, Shinder R, Demonte F, Esmaeli B. Bone invasion by adenoid cystic carcinoma of the lacrimal gland: preoperative imaging assessment and surgical considerations. Ophthal Plast Reconstr Surg 2010: 26: 403-408.

51.El-Sawy T, Savar A, Williams MD, De Monte F, Esmaeli B.Prognostic accuracy of the seventh edition vs sixth edition of the American Joint Committee on Cancer tumor classification for adenoid cystic carcinoma of the lacrimal gland. Arch Ophthalmol 2012; 130(5): 664-666.

52.Wilson Kf, Ward PD, Spector ME, Marentette LJ. Orbitocranial approache for treatment of adenoid cystic carcinoma of the lacrimal gland. Ann Otol Rhinol Laryngol 2011; 123 (6): 397-400.

53.Esmaeli B. Does intra-arterial chemotherapy improve survival for lacrimal gland adenoid cystic carcinoma?Ophthalmology 2014;121 (1): 7-8.

54.Bernardini FP, Croxato JO, Bandelloni R.Primary undifferentiated large cell carcinoma of the lacrimal gland. Ophthalmolgy 2011; 118(6): 1189-1192.

55.Fellman M, Carter K, Call CB, Esmaeli B. Disease recurrence after intraarterial chemotherapy in 2 patients with adenoid cystic carcinoma of lacrimal gland.Can J Ophthalmol 2012; 48(2): e17-8.

56. Pointdujour R, Shinder R, Lacrimal gland pleomorphic adenoma. Opthalmology 2012; 119 (6): 1293-129.

57. Kini YK, Halli R, Mishra S, Kalburge JV. Comprehensive management of a rare carcinoma ex pleomorphic adenoma of the lacrimal gland with a modified lateral orbitotomy acces osteotomy. A case report. Oral Maxillofac Surg 2012; 16: 123-126.

58. Rabada NR, Goel NA. Clear cell myoepithelial carcinoma ex pleomorphic adenoma. Indian J Pathol Microbiol 2014; 57: 456-459.

59. Damasceno RW, Holbarch LM. Primary ductal adenocarcinoma of the lacrimal gland: case report. Arq Bras Oftalmol 2012 Jan-Feb;75(1):64-6.

60. Von Holstein SL; Fehr A, Heegaard S, Therkildsen MH, Stenman G.CRTC1-MAML2 gene fusion in mucoepidermoid carcinoma of the lacrimal gland Oncol Rep 2012; 27(5): 1413-1416.

61. ISO 2788:1986 Documentation Guidelines for the establishment and development of monolingual thesauri.

62. Http://biblioteca.unizar.es/buscar/factor.php. accedida Abril 2014. JB por CASPe. Plantilla para ayudarte a entender una Revisión Sistemática. En: CASPe. Guías CASPe de lectura crítica de la literatura médica. Alicante. CASPe 2005. Cuaderno I. p 13-17.

63. Von Elm E, Altman DG, Egger M, Pocok SJ, Gotzsche P, Vanderbroucke JP. Declaración de la Iniciativa STROBE (Strengthening the reporting of observacional studies in epidemiology): directrices para la comunicación de estudios observacionales. Gac Sani 2008: 22 (82): 144-150.

64. Asociación Médica Mundial. Http://www.wma.net/es/30publications/10policies/b3 Accedida Marzo

2015.

65. Http://bibliosaude.sergas.es/DXerais/429/GuiaBibliotecaCochranePlus.pdf accedida Abril 2014

66. Http://biblioteca.unizar.es/buscar/factor.php. accedida Abril 2014.

67. Perez DEC, Pires FR, Alemida OP, Kowalski LP. Epithelial lacrimal gland tumors: a clinicopathological study of 18 cases. Otolaryngol Head Neck Surg 2006; 134(2): 321-325.

68. Alsuhaibani. Slow growing large plemomorphic adenoma of ectopic lacrimal gland tissue in the upper eyelid. Saudi J Ophthalmol 2012; 26: 453-455.

69. Palioura S, Jakobiec F, Zakka F, Iwamoto M. Pleomorphic adenoma (formerly chondroid syringoma) of the eyelid margin with a pseudocystic appearance. Surv Ophthalmol 2013; 58: 486-491.

70. Economou M, Seregard S, Sahlin S. Oncocytoma of the lacrimal gland. Acta Opthalmol Scan 2007; 85(5): 576-577.

71. Jedruch J, Galan A. Multiple cutaneous metastases: a rare and late sequelae of lacrimal gland adenoid cystic carcinoma. J Cutan Pathol 2013; 40: 341-345.

72. Devoto MF, Croxato JO. Primary cystadenocarcinoma of the lacrimal gland. Opthalmology 2003; 110: 2006-2010.

73. Muduly DK, Deo SV, Shukla NK; Yadav R, Kallianpur AA, Samantara S. Basal cell adenocarcinoma of lacrimal gland. Orbit 2011; 30(6): 300-302.

74. Bursztyn L, Hyrcza M, Allen L, Berean K, Wehrli B. Low grade intraductal carcinoma of the lacrimal gland. Orbit 2014; 33 (2): 135-138.

75. Lima CG, Chahud F, Paiva C, Nebl D, Cruz AA. Primary adenocarcinoma of the lacrimal gland with sebaceous differentiation in q 4 year old child. Ophthal Plast Reconstr Surg 2014; 30 (3): e55-e57.

76. Https://www.seap.es/documents/228448/521379/07_Garza.pdf accedida Abril 2014.

77. Rose GE. To crash or not to crash? Probability in the management of the benign lacrimal gland tumours. Eye 2009; 23: 1625-1628.

78. Zhou LX, Zhu Y. Influence of ginkgo biloba extract on the proliferation, apoptosis of ACC-2 cell and Survivin gene expresion in adenoid cytic carcinoma of lacrimal gland. Asian Pac J Trop Med 2012; 5 (11): 897-900.

79. Ye Q, Ding SF, Wang ZA, Feng J, Tan WB. Influence of ribosomal protein L39-L in the drug resistance mechanisms of lacrimal gland adenoid cystic carcinoma cells. Asian Pac J Cancer Prev 2014; 15 (12): 4995-5000.

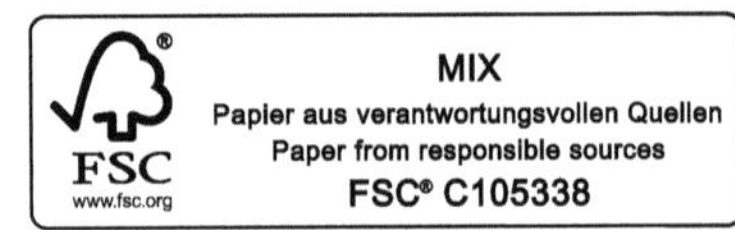

Printed by Books on Demand GmbH, Norderstedt / Germany